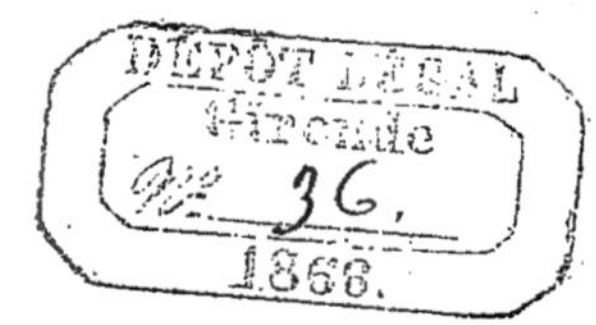

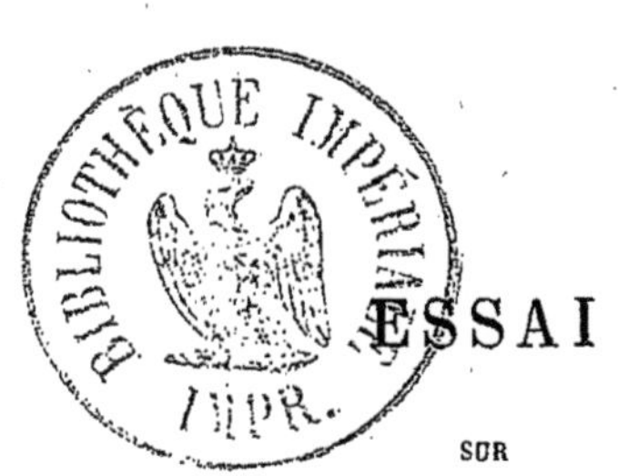

ESSAI

SUR

LA PHARMACIE ET LA MATIÈRE MÉDICALE

DES CHINOIS

Bordeaux. G. Gounouilhou, rue Guiraude, 11.

ESSAI

SUR

LA PHARMACIE ET LA MATIÈRE MÉDICALE

DES CHINOIS

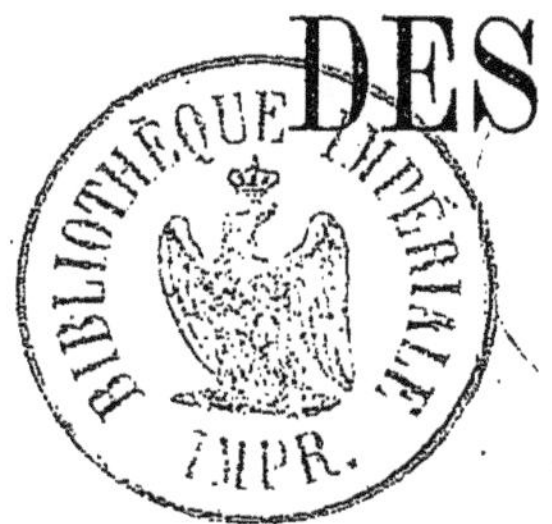

PAR

J.-O. DEBEAUX

Pharmacien-major de 2e classe à l'hôpital Militaire de Bastia,
attaché au corps expéditionnaire en Chine pendant les années 1860, 1861 et 1862
Chevalier de la Légion-d'Honneur.

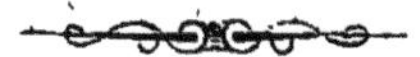

PARIS

J.-B. BAILLIÈRE ET FILS,
rue Hautefeuille, 19.

CHALLAMEL AINÉ,
rue des Boulangers, 30.

1865

1866

ESSAI

SUR

LA PHARMACIE ET LA MATIÈRE MÉDICALE

DES CHINOIS

Les voyageurs qui parcourent en ce moment les diverses parties de l'empire chinois ouvertes aux étrangers en vertu des traités, peuvent se convaincre facilement que l'art médical y est en pleine décadence. C'est également l'opinion de tous les médecins militaires attachés à la dernière expédition française en Chine.

Dans les plus grandes villes comme dans les plus petites bourgades, le nombre des guérisseurs et des vendeurs d'orviétan est considérable, et chacun d'eux étale aux yeux des passants, surtout dans les quartiers populeux, une foule de préparations pharmaceutiques dont il a soin de vanter les bienfaits. Bien souvent aussi un grand tableau divisé en petits compartiments et suspendu au-dessus de l'étalage du charlatan, représente quelques affections externes les plus vulgaires, ainsi que les divers accidents qui peuvent survenir d'un instant à l'autre dans le cours de la vie. Le client n'a qu'à indiquer dans les compartiments du tableau la maladie dont il est ou se croit atteint, pour qu'il lui soit délivré sur-le-champ la panacée qui doit lui procurer la guérison. *John Barrow* nous apprend (*Voyage en Chine,* t. II, p. 109) qu'un de ces charlatans qui gagnent leur vie en exploitant la crédulité publique, vendait, dans les rues de Canton, une poudre qu'il prétendait être un spécifique contre la morsure des serpents. Pour convaincre la multitude de la prompte efficacité de son remède, il portait avec lui un serpent dont on savait que l'espèce était excessivement venimeuse. Il appliquait la gueule de l'animal contre le bout de sa langue, qui enflait si rapidement et dans de telles proportions, qu'en peu de minutes la bouche ne pouvait plus la contenir. Pendant ce temps-là, le charlatan avait l'air de souffrir horriblement et excitait la commisération de tous les spectateurs. Enfin, au paroxisme de ses souffrances, il appliquait un peu de sa poudre sur la langue dont l'enflure disparaissait en peu de temps. Aussi tous ceux qui étaient témoins de cette scène, dont la supercherie nous est expliquée par la présence d'une petite vessie introduite dans la bouche, achetaient-ils avec empressement de la poudre merveilleuse.

Si les classes pauvres du peuple chinois ajoutent une foi entière aux empiriques de toutes sortes, il n'en est pas de même des mandarins, des lettrés et des riches négociants, qui, en cas de maladie, font appeler auprès d'eux les médecins lettrés les plus renommés de la contrée. Dans les classes peu aisées, le choix du médecin est un événement si important qu'il détermine souvent la convocation du conseil de famille; et celui-ci discute, en présence du malade, la question de savoir s'il ne serait pas préférable, dans les cas désespérés, de consacrer à la dépense d'un cercueil ornementé les honoraires du médecin et les frais des médicaments.

Depuis que le collége médical de Pé-King ne fonctionne plus comme corps enseignant (1), non-seulement l'art de guérir ne

(1) *Études sur la médecine chinoise*, par M. le docteur Larivière. (*Journal de médecine de Bordeaux*, 1863.)

— Il y a à Pé-King un Collége médical **Tay-y-yuen**, dont les membres sont toujours honorés par le gouvernement de priviléges et de marques de distinction. Malheureusement ces places, qui autrefois étaient données au concours, sont vendues au plus offrant, de sorte qu'il est difficile de trouver actuellement chez le médecin chinois autre chose que de la cupidité et du charlatanisme. (*Médecine des Chinois*, par M. Dabry.)

progresse plus, mais il se trouve quelquefois livré entre les mains du premier venu. Les prêtres chinois sont aussi des espèces de guérisseurs. Ils composent divers emplâtres, dont les uns servent à guérir la partie malade sur laquelle on les applique; les autres sont des charmes contre les mauvais esprits, et les troisièmes ont, disent-ils, des vertus aphrodisiaques. Tous ces emplâtres, et principalement les derniers, ont un grand débit parmi les gens riches (1).

L'art de la pharmacie me semble être, au contraire, dans une meilleure voie, car il exige de la part de celui qui l'exerce une certaine instruction, et de plus quelques notions sur la thérapeutique et la matière médicale indigène, en qui les Chinois ont la plus grande confiance. Le pharmacien chinois (qu'on me permette de lui donner ce titre, n'en ayant pas d'autre à lui appliquer dans le cours de cette notice) est par le fait de sa position, surtout dans les petites villes, l'un des principaux lettrés de la cité. Ainsi que cela se pratique encore et à tort chez nous, le malade va trop souvent, par esprit d'économie, confier le soin de sa santé à ceux que j'ai dénommés en Chine du titre de *pharmaciens*, bien qu'il y en ait plusieurs qui justifient jusqu'à un certain point, dans les grandes villes du Céleste Empire, la réputation dont ils jouissent auprès d'une nombreuse clientèle. La tenue irréprochable de l'officine, la prévenance et l'empressement du chef de la maison envers les malades, l'activité des employés, les soins minutieux apportés dans la confection et la préparation des médicaments, et enfin le bon état des drogues et des plantes demandées, sont des motifs bien suffisants pour expliquer la foule des clients qui se presse parfois dans quelques pharmacies des villes comme Shang-Haï et Tien-Tsin.

L'exercice de la pharmacie n'est soumis en Chine à aucune formalité légale, et chacun a le droit d'avoir une officine ouverte sans avoir fait des études préalables. Cependant,

(1) *Voyage en Chine*, par John Barrow, vol. 2e.

comme il faut avoir une certaine fortune engagée dans le commerce et savoir écrire la langue officielle, ce qui n'est pas possible pour tous, les drogueries et les pharmacies se transmettent dans les familles de père en fils dans des conditions qui interdisent au premier venu l'exercice de la pharmacie.

Certes, il nous a fallu bien des essais et de nombreuses expériences pour arriver à connaître les propriétés médicales des productions des trois règnes de la nature. Mais, en Chine, où les idées les plus fausses sont encore admises sur l'origine des maladies, et où la superstition est profondément enracinée dans tous les esprits, on croit à des vertus curatives de telle substance convenant à telle affection, et tout se borne là. C'est, comme on le voit, l'empirisme le plus absolu qui domine dans l'esprit des médecins chinois, quoique cependant ceux-ci nous aient laissé des travaux pathologiques qui dénotent parfois chez eux beaucoup d'observation et une certaine érudition (1).

Je suis persuadé que les sciences physiques et chimiques leur sont presque inconnues. Si la chimie n'existe pas en Chine comme science, plusieurs de ses branches y sont d'un usage commun comme chimie industrielle. Sans posséder aucune théorie concernant les combinaisons des corps, les Chinois savent clarifier l'eau vaseuse de leurs rivières, de manière à pouvoir l'employer sur-le-champ, en la remuant avec un bambou creux dans lequel ils mettent un morceau d'alun. Par cette simple opération, les particules argileuses se précipitent au fond du vase qui contient l'eau : l'expérience le leur a appris, et, certains du fait, ils n'ont pas cherché à en expliquer les causes.

Ils connaissent également bien les effets que produit la vapeur d'eau sur quelques corps, lorsqu'ils en sont imbibés; ils savent aussi que sa chaleur est plus grande que celle de l'eau bouillante, et ils s'en servent depuis plusieurs siècles pour

(1) *La médecine des Chinois*, par M. Dabry. Paris, 1863.

ramollir la corne dont ils font leurs minces et transparentes lanternes. Les Chinois tirent de la nature organique et inorganique les plus brillantes couleurs. Ils ont trouvé l'art de les préparer et de les mêler de manière à produire toutes les nuances intermédiaires, qu'ils communiquent avec les tons les plus riches, à la soie, au coton et au papier. Malgré cela, ils n'ont aucune notion scientifique de la théorie des couleurs.

L'exploitation des minerais ferrugineux et les divers procédés que nécessite une telle exploitation leur sont familiers. Leurs manufactures d'autres métaux sont, en général, au-dessous du médiocre; mais ils savent donner de l'élégance à leurs bijoux d'argent en filigrane. Plusieurs métaux trouvent, malgré leur impureté, un emploi fréquent dans la médecine chinoise : tels sont le fer, le cuivre, l'étain, le plomb, le zinc et le mercure, ainsi que le soufre parmi les métalloïdes. La fabrication du salpêtre et de la poudre à canon, du vermillon, du réalgar, de la céruse, etc., est connue en Chine depuis plusieurs siècles, ainsi que le moyen d'obtenir par la distillation un liquide alcoolique nommé **San-tchou,** dont il se fait dans toutes les provinces de l'empire une consommation extraordinaire.

La plupart des livres de médecine chinoise ne sont guère que de simples herbiers contenant les noms et les qualités des plantes. Le principal ouvrage qui embrasse cette matière et qu'on nomme vulgairement *Herbier chinois,* est divisé en cinquante-deux livres. C'est l'empereur *Chin-Nong* (3216 ans avant notre ère) qui a le premier écrit sur le nombre et les propriétés des plantes médicinales, et c'est lui que les Chinois regardent comme l'inventeur de la médecine.

Nous avons cru indispensable d'entrer dans les détails qui précèdent, avant d'aborder la question purement pharmaceutique, afin de démontrer l'esprit stationnaire que revêt la pharmacopée chinoise. Nous aurons maintenant à examiner les diverses opérations mises en pratique par les pharmaciens chinois pour récolter, sécher, pulvériser, etc., les nombreuses substances dont ils font usage. Nous passerons ensuite en revue les formes médicamenteuses les plus employées, et enfin, dans la troisième partie de cette notice, qui sera entièrement affectée à la matière médicale, nous énumérerons par ordres et familles tous les produits des trois règnes employés par les médecins du Céleste Empire et sur lesquels nous avons pu recueillir des indications précises, soit sur leurs noms, soit sur leurs propriétés.

Les opérations pharmaceutiques dont il va être question dans la première partie de cet essai sont les suivantes :

1° De la récolte ;

2° De la dessiccation et de la torréfaction ;

3° De la division et de la pulvérisation ;

4° De la distillation ;

5° De l'extraction des sucs végétaux huileux, résineux et sucrés, ainsi que des extraits secs du commerce employés dans la pharmacie.

PREMIÈRE PARTIE.

DES OPÉRATIONS PHARMACEUTIQUES.

I. — De la récolte.

Dans le choix des subtances employées dans leur matière médicale, les Chinois ont admis, comme base de leur thérapeutique, ce principe, *que tout a été créé pour servir les besoins de l'homme;* aussi les voyons-nous, mais non sans étonnement, rechercher autour d'eux d'abord, et dans la nature ensuite, toutes sortes de matières organiques, même les plus dégoûtantes, pour en composer des médicaments. Les pharmaciens et les droguistes donnent les soins les plus minutieux à la récolte des plantes, dont toutes les parties sont employées sans exception. Nous les voyons aussi extraire du sein de la terre la plupart des minéraux, ainsi que les ossements d'animaux fossiles, pour leur faire servir de base à leurs remèdes les plus énergiques.

Les médecins chinois ont été portés naturellement à attribuer à certains organes et à quelques productions accidentelles des animaux, des propriétés particulières pour guérir dans l'espèce humaine des affections se rapportant à des organes ou à des productions analogues. C'est ainsi que le *pénis* desséché ou torréfié de quelques mammifères est employé pour augmenter la puissance génitale de l'homme. Les excréments d'une foule d'animaux et de l'homme même, auxquels la superstition attribue des propriétés curatives merveilleuses, sont souvent prescrits dans les maladies les plus graves. Les bézoards et les calculs urinaires, dont la formation n'est pas encore bien comprise par les Chinois, sont considérés comme des choses surnaturelles, et ont, par cela seul, une valeur thérapeutique aussi grande que celle du fameux **Gin-seng**, qui signifie littéralement *vie de l'homme*.

On recueille aussi pour l'usage médical quelques insectes, tels que le mylabre et l'abeille, qui sont employés comme vésicants, les cigales vantées contre l'épilepsie, les écailles de tortue, les peaux abandonnées au moment de la mue par les couleuvres et les vipères, les millepattes et les scorpions. On recherche également une foule de mollusques dont la nacre entre dans la confection de plusieurs poudres composées, les crabes et les hippocampes ou chevaux de mer, les polypiers, les coraux; enfin, on fait venir à grands frais du *Ton-King* et de l'île d'*Hai-nan* des crustacés fossiles qui passent pour être un antidote certain contre toutes sortes de venins.

C'est principalement dans la récolte des plantes qu'excelle l'industrie chinoise. Tout le monde sait avec quels soins on recueille dans le *Fo-Kien* et les provinces centrales de l'Empire, les feuilles du *Thea bohea*, et les fleurs de l'*Olea fragrans* qui servent à aromatiser le thé noir. Dans les contrées méridionales, les racines du gingembre gris et blanc (*Zinziber officinale* Lin.) donnent lieu à un commerce considérable; et, dans le nord de la Chine, sur les limites de la Tartarie, de la Mongolie et du Thibet, la récolte et la dessiccation des racines de rhubarbe sont les principales occupations des habitants de ces contrées.

N'oublions pas de mentionner aussi pourquoi dans les provinces du *Chan-tong* et du *Pé-tché-ly*, on recueille les feuilles et les sommités fleuries de l'absinthe (*Artemisia sinensis*), en deux saisons différentes. Lorsqu'il s'agira de la plante servant à faire de l'amadou et des moxas, c'est au printemps qu'il faudra en faire la récolte, les feuilles étant recouvertes à cette époque d'un duvet plus long et plus soyeux. Pour l'usage pharmaceutique, il faudra prendre cette plante au moment de la fructification, c'est à dire au commencement de l'automne. En général, les plantes sont récoltées au moment de la floraison, et on emploie presque toujours et séparément les racines, les tiges, les feuilles, les fleurs et les graines. Le bois, les tiges et les écorces des arbres à saveur amère ou aromatique, les bois tinctoriaux, etc., ne sont coupés qu'au moment où l'arbre a acquis tout son développement.

L'abbé *Grosier*, dans sa *Description générale de la Chine* (vol. 1, 1787), nous donne des détails fort intéressants sur la récolte du **Gin-seng**, racine du *Panax quinquefolium*, de la famille des araliacées. Cette racine a fait de tout temps la richesse de la Tartarie orientale. C'est sur le penchant des montagnes escarpées et au milieu des forêts impénétrables qui recouvrent cette vaste contrée, que se trouve la précieuse plante dont il s'agit. La récolte en est interdite aux particuliers; elle appartient à l'empereur, qui envoie tous les ans dix mille soldats dans la Tartarie pour la cueillir. Voici l'ordre qu'observe cette armée d'herboristes. Après s'être partagé le terrain, chaque troupe, composée de cent hommes, se range sur une même ligne, en gardant de dix en dix une certaine distance. Elle s'avance ensuite insensiblement, en cherchant avec soin la plante *Gin-seng*, de manière à parcourir, durant un certain nombre de jours, l'espace qui leur a été marqué par les mandarins nommés pour présider à cette récolte. Ces herboristes ont beaucoup à souffrir dans cette expédition, car ils ne portent avec eux ni tentes, ni lits, étant déjà suffisamment chargés de leur provision de millet torréfié dont ils se nourrissent; aussi essuient-ils toutes les intempéries de l'air, et passent-ils les nuits où ils se trouvent, soit sur les rochers, soit dans les bois, pendant les six mois de l'année que dure cette importante récolte.

On recueille dans la province de *Yun-nan* les fruits d'un arbre de la famille des légumineuses, nommé **Tchang-ko-tsé**, c'est à dire *arbres aux fruits longs*. Ces gousses sont plus longues que celles produites par le *Cathartocarpus fistula*, et renferment, dans l'intérieur des cloisons, une substance pulpeuse analogue à la casse de nos officines (1).

(1) *Description de la Chine*, par l'abbé Grosier, 1787.

Le **Fou-lin** tient un rang distingué parmi les plantes médicinales de la Chine, et s'y vend fort cher. Cette production singulière, dont j'ai pu me procurer un très bel échantillon, m'a paru n'être autre chose qu'une énorme *Tubéracée.* L'*Herbier chinois* en fait mention, et signale comme étant le meilleur le *Fou-lin* compacte et non poreux, provenant du *Yunnam* et du *Chen-si.* On devra le rechercher toujours dans le voisinage des pins et creuser la terre jusqu'à la profondeur de six pieds.

Il ne faut pas confondre cette tubéracée avec la *Squine,* racine nommée **Tou-fou-lin,** produite par le *Smilax china,* plante très commune en Chine, et dont il est fait un grand usage. On récolte également les racines du **Ti-Hoang,** espèce de grande consoude qui croît dans le *Ho-nan.* La médecine chinoise attribue aux racines desséchées de cette plante plusieurs propriétés, et l'usage du *Ti-Hoang,* pris soit en décoction, soit pulvérisé et sous forme pilulaire, est très répandu dans presque toutes les provinces [1].

La plupart des substances minérales qui se rencontrent dans le sol chinois sont employées pour le traitement des maladies. En première ligne se placent le soufre, l'orpiment, le cinabre natif, le mercure, le cuivre à l'état natif, le plomb, la calamine ; viennent ensuite les oxydes de fer, les carbonates et silicates de chaux, les terres bolaires, le salpêtre, l'acétate de cuivre, l'alun, le chlorhydrate d'ammoniaque, le borate de soude, etc. On emploie également comme vomitif un composé antimonial très curieux, qui m'a paru n'être que le *verre d'antimoine* de nos pharmacies.

Ces divers produits de la nature ou de l'industrie sont sans exception administrés sous forme de poudre, et entrent dans la confection des pilules et des poudres composées. Quelques-unes de ces poudres, comme, par exemple, celles de *Lapis lazuli,* de *perles* et de *rubis,* jouissent, à cause de leur prix

[1] *Description de la Chine,* par l'abbé Grosier, 1787.

élevé, d'une grande réputation, surtout dans les maladies des femmes en couches et dans certaines fièvres pernicieuses.

II. — De la dessiccation.

La plupart des substances végétales ou animales ont besoin de quelques préparations préliminaires pour être conservées. Plusieurs cependant, à cause de la nature même de leur composition, n'exigent d'autres soins que ceux d'être recueillies en bon état pour l'usage de la pharmacie : tels sont les cornes des ruminants, la peau de l'éléphant, le derme de l'âne et du Tatou, les carapaces des crabes et des tortues, les coquilles des mollusques marins ou fluvio-lacustres, etc. D'autres se conservent facilement sans aucune préparation antérieure. Citons, par exemple, les bézoards, les ossements d'animaux antédiluviens nommés **Long-hou**, c'est à dire *Dragon vieux*, la plupart des graines alimentaires et oléagineuses, les noyaux de quelques fruits, les bois et les écorces amères ou aromatiques. Il est d'autres substances, au contraire, et c'est la majeure partie, qui s'altéreraient promptement si elles n'étaient soumises à la dessiccation. Pour cette opération pharmaceutique, les Chinois ont recours quelquefois à l'exposition solaire. On dessèche ainsi les plantes qui renferment dans leur tissu une grande quantité d'eau de végétation, comme, par exemple, les grosses racines de *Bryonia* et des *Arum*, les racines de réglisse, de guimauve, d'acore, de gingembre, les bolets, les polypores, les algues marines, et, parmi les produits du règne animal, les mylabres et les holothuries.

La racine de rhubarbe, **Tai-Hôang**, exige des soins particuliers, à cause de l'eau de végétation dont il est difficile de la débarrasser. La rhubarbe de Chine croît dans les provinces de *Tssé-tchuen* et de *Chen-si;* on la trouve aussi dans le Thibet et la Tartarie. Les racines se récoltent vers la fin de septembre. Après les avoir nettoyées, les Chinois les coupent en tronçon de trois à quatre centimètres, et les font sécher sur des tables de pierre sous lesquelles ils allument un grand feu. Ils tournent et retournent continuellement ces racines; mais, comme cette opération n'est point encore suffisante pour les sécher parfaitement, ils enfilent tous ces morceaux de rhubarbe en forme de chapelet, et les soumettent à la plus forte ardeur du soleil.

Les végétaux aromatiques sont, au contraire, desséchés à l'air libre et à l'abri des rayons solaires. J'ai vu à Tien-tsin et à Shang-Haï des séchoirs parfaitement construits pour la dessiccation des plantes médicinales. Ils ont en général une forme rectangulaire et sont ordinairement placés au-dessus des habitations, semblables, quant à leur construction, aux petits pavillons carrés que nous voyons s'élever sur les terrasses de nos maisons. De larges ouvertures, pratiquées aux quatre côtés du séchoir, permettent à l'air de circuler librement; ces ouvertures peuvent se fermer, en cas de mauvais temps, au moyen de claire-voies. Les tiges feuillées et les sommités fleuries sont attachées par petits paquets et suspendues ainsi à des cordes espacées entre elles, et qui traversent le séchoir dans toute sa largeur. Les feuilles et les fleurs aromatiques sont séchées soit à l'ombre, soit sur l'aire même du séchoir.

De la torréfaction.

En Chine, les médecins emploient presque toujours la même substance végétale ou animale sous deux états différents de dessiccation que je définis ainsi, la dessiccation à l'air libre ou par la chaleur artificielle, et la torréfaction. D'après les idées qui ont cours depuis plusieurs siècles, les médecins chinois croient que l'action du calorique modifie d'une manière invariable les propriétés des corps. Ils admettent également, comme éléments, le chaud et le froid, nommés par eux *chaleur vitale* et *humide radical*, et qu'ils regardent comme étant les deux principes naturels de la vie. Il leur paraît alors raisonnable de combattre, par des médicaments en rapport, celui de ces deux éléments qui prédomine sur l'autre dans chaque individu, afin de maintenir un équilibre constant et régulier entre le *sang* et les *esprits*.

C'est pour cela aussi que nous avons toujours rencontré dans les officines chinoises un même médicament simple, soit desséché simplement à l'air libre, soit torréfié.

D'un autre côté, quelques matières animales ne pourraient se conserver si, au préalable, elles n'étaient soumises à l'action du calorique. Mais la torréfaction des Chinois n'est jamais poussée jusqu'à la *carbonisation ;* elle s'arrête au moment où la substance est complètement privée d'humidité et commence à roussir. Il est cependant quelques substances animales, telles que les cheveux, les urines d'homme ou d'enfant, les cornes des ruminants, les écailles de tortue, etc., qui sont tout à fait carbonisées.

La torréfaction se pratique dans des vases en fonte de fer ou de cuivre, recouverts d'un couvercle de même métal, et placés sur des charbons incandescents. On torréfie ainsi le placenta humain, les excréments d'une foule d'animaux, le derme de l'âne, la trompe d'éléphant, les pattes de vautour, les vipères et autres reptiles, le crapaud, les larves et les cocons de vers à soie, les millepattes, etc.

On torréfie de la même manière les racines de gingembre, de rhubarbe, de galanga, les rhyzomes féculents du Nélumbo et de quelques aroïdées, les ignames et les patates douces, les bois, les tiges et les écorces d'arbres, les fleurs, les fruits et les graines des plantes médicinales et alimentaires. Parmi celles-ci j'ai remarqué l'orge, le riz, le petit millet, le maïs, le blé noir, et, parmi les plantes médicinales, les graines du grand cardamome, du cardamome rond, les myrobolans indiens, les semences du ricin et du *Croton tiglium*.

III. — De la division.

J'ai assisté plusieurs fois, pendant mon séjour en Chine, à l'exécution de quelques ordonnances magistrales, et j'ai toujours remarqué que les pharmaciens délivraient à leurs clients les substances végétales et animales dans un état de division vraiment prodigieux. Les pharmaciens chinois se servent pour cette opération du *couteau à lame circulaire,* semblable pour la forme et les dimensions aux couteaux de nos laboratoires. J'ai été étonné de voir manier ce couteau avec la plus grande dextérité, et couper, par ce moyen, les racines, les tiges, les écorces, les fruits, etc., en tranches qui n'ont pas souvent *un millimètre* d'épaisseur. Les feuilles, les fleurs et les sommités fleuries sont également incisées à l'infini avant d'être délivrées au public.

Ce mode de division doit certainement avoir pour but d'activer les propriétés médicamenteuses des infusés et décoctés, auxquels ces matières sont destinées. J'ajoute que j'y trouve pour le client une économie réelle, puisqu'il n'a besoin que d'une petite quantité de chaque substance, et pour les Chinois, qui sont en général très intéressés, c'est presque un véritable progrès.

De la pulvérisation.

Une foule de produits des trois règnes qui entrent dans la confection des pilules, des électuaires et des poudres composées doivent être pulvérisés. Cette opération est également nécessaire pour quelques substances minérales employées dans la préparation des vins médicinaux. La pulvérisation se pratique dans toutes les provinces au moyen d'un instrument très ingénieux et dont les pharmaciens chinois se servent avec la plus grande adresse. Quoique ce mode de pulvérisation soit déjà décrit par M. Lapeyre, pharmacien en chef du corps expéditionnaire en Chine [1], je crois devoir en dire ici quelques mots. Cet appareil, qui me paraît être d'invention chinoise, consiste dans une auge en fonte de fer ayant la

[1] *Recueil des mémoires de médecine, chirurgie et pharmacie militaires* (tome 6, 3e série, 1861).

forme d'une nacelle, et à pans coupés. L'intérieur en est parcouru par un disque métallique en fer à bord aigu. Ce disque est traversé au centre par un essieu fixe en bois, et on lui communique un mouvement de rotation et de va-et-vient, soit avec les mains, soit avec les pieds.

Les dimensions de l'appareil à pulvériser sont les suivantes :

Longueur totale...............	35 à 45	centimètres.
Hauteur avec les supports.......	20 à 25	id.
Plus grand diamètre...........	10 à 15	id.
Profondeur intérieure..........	10 à 15	id.

La plupart des pharmaciens militaires attachés à l'expédition de Chine ont eu l'occasion de faire usage de ce genre de mortier, qu'il est facile de se procurer dans le commerce. Pendant plusieurs mois, je me suis servi à l'ambulance du camp de *Tché-fou* de l'un de ces mortiers en fonte de fer, pour la préparation des poudres de lin, de moutarde, de café, de quinquina, de rhubarbe, etc., de la poudre de Vienne, ainsi que de la pommade mercurielle qui a été terminée en très peu de temps.

Pour réduire en poudre les sels et les petites quantités d'autres substances sèches, les Chinois se servent de mortiers en granit avec des pilons de même nature. Ces mortiers ont, en général, la forme et les dimensions de nos mortiers en marbre ; mais avec cette seule différence, qu'ils sont grossièrement taillés, et que leurs parois sont beaucoup plus épaisses. La capacité de ces mortiers en granit ne dépasse pas un litre environ.

On obtient ensuite les poudres pharmaceutiques plus ou moins fines au moyen de tamis de soie ou de crin. Ces tamis sont également pour la forme, les diverses grandeurs, et la nature des matières qui entrent dans leur confection, identiquement semblables aux tamis de nos officines, sauf toutefois le tamis dit *à tambour*, que je n'ai point observé dans les pharmacies et les drogueries chinoises.

Je me suis assuré que les pharmaciens conservent leurs poudres dans des flacons en verre de la capacité de 250 à 500 grammes, ou mieux encore dans des vases et des potiches en porcelaine et munis de leurs couvercles. Les Chinois attachent un grand prix aux flacons en verre blanc bouchés à l'éméri, dans lesquels ils renferment les poudres d'une certaine valeur commerciale. Ces flacons, d'origine anglaise, sont souvent recouverts de dorures, et servent à transporter dans l'intérieur de l'Empire le tabac en poudre, le musc, le vermillon, etc. Il se fait aussi une grande importation de petites fioles non bouchées, soit en verre blanc, soit en verre diversement coloré, et qui se fabriquent aujourd'hui à Canton (1). Ces fioles, qui contiennent de 10 à 30 grammes de substances diverses, sont surtout employées pour renfermer les pilules et les poudres médicinales qui sont délivrées aux clients dans toutes les pharmacies.

IV. — De la distillation.

La distillation est une opération depuis longtemps connue et pratiquée en Chine. A Canton, on distille avec de l'eau les plantes, les bois et les écorces aromatiques pour en retirer les huiles volatiles. On trouve communément, à *Hong-Kong* et dans toutes les villes qui trafiquent leurs produits avec le sud de la Chine, les huiles essentielles de menthe poivrée, de bois de santal, d'écorces d'oranges, d'anis étoilé, etc. Ces diverses essences sont fort recherchées, soit comme parfums, soit comme cosmétiques pour la toilette des femmes. Le

(1) De Paw (*Recherches philosophiques sur les Egyptiens et les Chinois*. Berlin, 1773) assure que la première verrerie qu'on ait vue en Chine fut établie à Pé-King, par un religieux, sous le règne de Kan-Hi (1662). Les missionnaires de Pé-King prétendent au contraire, dans leurs Mémoires (tome II), que la verrerie est beaucoup plus ancienne et était connue plus d'un siècle avant notre ère.

camphre excepté, je ne crois pas que ces huiles volatiles aient une application pharmaceutique quelconque.

Le **San-tchou,** qui signifie littéralement *vin brûlé,* est une espèce d'eau-de-vie très forte et d'une odeur empyreumatique, que l'on obtient par la distillation des semences de quelques graminées, et principalement du riz. Cette eau-de-vie est fort en usage comme boisson dans tout l'Empire chinois. Pour faire le *San-tchou,* on fait tremper le riz dans l'eau chaude jusqu'à ce que les grains soient bien gonflés; on le met ensuite dans de l'eau qui contient au préalable une dissolution de **Péka,** préparation composée de farine de riz, de racine de chicorée, d'anis et d'ail. Le *Péka* accélère la fermentation du riz, mais il lui communique une odeur particulière d'empyreume; alors on distille ce mélange.

Le *San-tchou* n'est que la préparation première de l'excellent *Arrack* des Indes, et l'on sait que les colons chinois distillent trois sortes de cette liqueur, soit à Java, soit à Goa, dans de vastes alambics, après que le *San-tchou* a été mélangé, soit avec du sirop de sucre, soit avec du jus de la noix de coco. D'après le voyageur Osbeck, l'eau-de-vie de riz s'obtiendrait des liqueurs dans lesquelles on ajouterait des tiges fraîches de l'*Holco* à *sucre* (*Holcus saccharatus* L.), plante cultivée dans tout le centre et le nord de la Chine.

Il existe en ce moment à Tien-tsin une distillerie de *San-tchou;* mais je n'ai point eu l'occasion de vérifier le fait avancé par le voyageur Osbeck, et confirmé par le naturaliste Thumberg dans son voyage au Japon en 1775. Les appareils distillatoires mis en usage sont en cuivre, en laiton ou en fer battu, et paraissent avoir été confectionnés avec beaucoup d'intelligence.

Avant la distillation des liqueurs dont on obtient l'eau-de-vie, les Chinois leur donnent le nom de **Tchou,** c'est à dire *vin,* et, dans cet état, c'est une boisson fort désagréable.

Une autre espèce de distillation, celle dite par sublimation, est aussi mise en pratique depuis des siècles. C'est ainsi qu'on obtient le **Tu-té-nay**, qui n'est autre que le zinc extrait d'une riche calamine. On mêle cette calamine avec de la poussière de charbon, et on renferme ce mélange dans une jarre de terre, qu'on expose à un feu lent. Le métal s'élevant alors en forme de vapeur, est recueilli dans un récipient ordinaire et ensuite condensé dans l'eau [1].

On obtient également par sublimation le **Chou-yn**, ou mercure métallique, en grillant le minerai de sulfure de mercure **Chou-tcha**, qui est très répandu dans quelques provinces centrales de l'Empire, et recueillant les vapeurs de mercure dans l'eau où ce métal vient se condenser.

Quoique le **Yong-houang** ou sulfure d'arsenic soit très répandu, je ne crois pas que les pharmaciens chinois connaissent l'art d'obtenir l'arsenic métallique, ainsi que l'acide arsénieux.

V. — De l'extraction des sucs végétaux employés dans la pharmacie chinoise.

Des huiles fixes.

Les huiles fixes que les pharmaciens chinois emploient journellement, sont celles de semences d'arachides, de sésame et de ricin. Ils emploient également aux usages pharmaceutiques l'huile extraite des graines du **Tcha-hoûa**, qui signifie *fleur de thé* (*Camelia sesanqua* Thumb.). Cette huile est très agréable et sert aux mêmes usages que l'huile d'olives en Europe. Il s'en fait un commerce considérable dans les provinces de *Kouan-tong* et de *Kiang-si*, et principalement dans les villes de *Nan-cheun-fou* et *Nan-gan-fou*.

Dans le *Pé-tché-ly* et autres provinces, on retire de l'huile des graines du chou de la Chine *(Brassica sinensis)*, de l'amande intérieure des fruits de pêcher et d'abricotier, des

(1) *Voyage en Chine et en Tartarie en* 1792, par Lord Macartney, vol. IV, p. 289.

semences de l'ortie à feuilles blanches *(Urtica nivéa)*, et de celles du coton *(Gossypium herbaceum)*.

L'huile d'arachides, **Hoa-tsin-koa-mia,** et l'huile de sésame, **Tchi-ma-mia,** sont fabriquées en grand dans les provinces centrales et aussi dans le *Chan-tong*. L'huile de ricin, **Pi-ma-tzé-mia,** est une des productions principales des contrées septentrionales où le ricin *(Ricinus communis)* forme d'immenses cultures. Ces diverses huiles, dont le peuple chinois fait un si grand usage pour son alimentation, s'obtiennent par la pression des graines dans des moulins, et ceux-ci sont construits à peu près de la même façon que ceux dont nous voyons encore quelques spécimens, soit en France, soit en Algérie. Ces moulins sont formés de deux meules circulaires en granit : la meule inférieure est fixe et repose horizontalement sur une maçonnerie, à environ un mètre au dessus du sol ; la seconde meule, dressée verticalement sur la première, est traversée au centre par un essieu qui s'adapte lui-même à un attelage d'un ou deux chevaux. Lorsque ce manége est mis en mouvement, la meule supérieure roule circulairement sur la meule inférieure, en écrasant dans sa rotation les graines oléagineuses. Celles-ci, après avoir subi une pression prolongée de la part des meules, sont transformées en une sorte de pâte, que l'on soumet ensuite à une forte compression sous des presses en bois en général grossièrement façonnées. Les huiles obtenues par ce moyen sont toujours troubles et renferment souvent des matières étrangères. Elles sont rendues moins impures, soit par le repos, soit en les faisant chauffer dans des chaudières en fonte avec une certaine quantité d'eau.

Les huiles chinoises les plus pures n'ont jamais la limpidité de nos huiles européennes. Cependant, j'ai eu l'occasion d'employer à l'hôpital temporaire de Tien-tsin, pendant l'occupation française de cette ville, de l'huile de ricin indigène, qui, malgré sa non transparence, était aussi bonne pour l'usage médical que celle provenant de France ou d'Amérique. Cette huile n'avait aucun mauvais goût, et les Chinois, qui l'emploient tous les jours pour la préparation de leurs aliments, n'ont pas l'air de se ressentir le moins du monde des effets purgatifs de cet étrange élément culinaire; il est probable aussi que l'habitude peut jusqu'à un certain point modifier pour eux les propriétés thérapeutiques de cette substance oléagineuse. On prépare aussi l'huile de *Croton tiglium*, **Pa-teou-mia**, pour l'usage exclusif de la pharmacie.

Les graines du *Stillingia sebifera* Sieb. et Z., *Croton sebiferum* Lin., **Ngâu-Shu,** de la famille des euphorbiacées, fournissent à la matière médicale une huile fixe, blanche, solide à la température ordinaire, et dont on se sert pour fabriquer des chandelles. Le *Croton sebiferum* ou *arbre à suif* est très abondant dans les provinces centrales de la Chine, sur les versants des montagnes, et s'acclimate très bien à Shang-haï. C'est au dessous de l'épiderme des graines nommées **Pi-ya-kouo-tzé,** c'est à dire *fruits à peau huileuse,* et quelquefois aussi **Oû-tien-tzé,** *fruits qui engendrent la lumière,* que se trouve le corps gras dont nous parlons. Lorsque les fruits sont parvenus à maturité et dépouillés de leur épiderme, ils sont tout à fait blancs et de la grosseur d'un pois. Pour en retirer l'huile, on écrase les graines décortiquées au moulin; les baies, incisées et ramollies à la vapeur d'eau, sont ensuite disposées en tourteaux avec de la paille, battues au pilon, et soumises à l'action de l'eau chaude. L'huile liquéfiée par la chaleur vient surnager à la surface de l'eau, et elle se solidifie par le refroidissement. C'est dans le *Kiang-nan* et le *Tssé-Kiang* que l'on obtient le plus beau suif végétal. Les chandelles faites avec cette substance sont plus fermes que celles de suif animal, et n'ont aucune espèce d'odeur; mais les Chinois sont toutefois obligés d'y mêler un peu d'huile de lin ou de sésame pour le rendre moins grumeleux et surtout moins cassant. Au Japon, on retire une sorte de suif végétal des graines du *Rhus vernix* L.;

Tsi-chu, avec lequel les Japonais confectionnent également des chandelles.

La cire employée par les pharmaciens de la Chine provient de deux sources différentes. La première et la meilleure est celle qui est produite par les abeilles, et que l'on recueille dans le *Chan-tong* après l'extraction du miel. Une autre espèce de cire d'origine végétale, et qui est aussi employée pour la confection des emplâtres et des onguents, est celle que dépose sur les branches du *Ligustrum glabrum* Lour., **Tong-tsing** des Chinois, c'est à dire *arbre hiver vert,* un insecte hémiptère du genre *coccus,* nommé **La-tchong** ou *insecte à la cire.*

Nous empruntons à la *Revue d'Orient, Algérie et Colonies,* 1857 (1), quelques détails intéressants sur la production de cette cire végétale. Avant la dynastie des *Thangs* et des *Songs,* on se servait de la cire d'abeilles pour faire des bougies. La cire blanche du *Ligustrum glabrum,* nommé aussi **La-tchou** ou *arbre à la cire,* n'a été connue qu'au XIIIe siècle.

Elle est aujourd'hui d'un usage général et se recueille dans les provinces de *Ssé-tchouen, Hou-Kouang, Yun-nan* et de *Fo-Kien.* Lorsque l'arbre *Tong-tsing* est dans toute sa vigueur, on peut y placer les insectes à la cire. Au mois de juin, ces insectes grimpent aux branches de l'arbre, se nourrissent de son suc, et laissent échapper une sorte de salive. Cette liqueur se change en une graisse blanche, qui se condense et forme la *cire blanche.* Celle-ci est enlevée au mois d'août, en raclant les branches de l'arbre. Pour l'obtenir parfaitement blanche, on couvre avec une toile l'ouverture d'un vase en terre, et l'on dépose la cire sur cette toile. On place ensuite ce vase dans une chaudière remplie d'eau bouillante; bientôt la cire se fond et tombe à travers l'étoffe dans le vase de terre, où elle se condense.

(1) *Bulletin de la Société impériale d'acclimatation,* 1864.

La cire du Japon est aussi d'origine végétale. Elle est particulièrement fournie par le *Rhus succedanea* L., ou le **Nin-tching**, qui signifie *vierge pure*, arbrisseau introduit depuis des siècles dans les cultures chinoises, et principalement dans le *Ssé-tchouen*. Cette cire est de qualité inférieure, et peut cependant servir aux mêmes usages que celle d'abeilles. Elle est blanchâtre, de consistance un peu molle, et plus cassante que cette dernière. La cire du Japon fond entre + 42° et 50° centigrades, et se concrète à + 34° centigrades. Sa composition chimique a cela de particulier, qu'elle renferme deux fois plus d'oxygène que la cire d'abeilles, et brûle moins bien que le suif animal.

Les huiles fixes entrent sans exception, selon les localités, dans la préparation des pommades, des onguents et des huiles médicinales.

Des huiles volatiles.

Nous avons déjà parlé, à propos de la distillation, des huiles volatiles, qui sont à Canton et à Hong-Kong l'objet d'un commerce particulier, et que les Chinois commencent à rechercher comme parfums. Le camphre toutefois trouve un emploi fréquent dans la pharmacie chinoise. Produit, comme on le sait, par un arbre nommé **Tchang** (*Camphora officinalis* Nées, *Laurus camphora* Lin.), le camphre ou **Tchang-mâo** est, comme le thé, l'une des principales richesses de la Chine, et il s'en fait un commerce important avec les diverses nations asiatiques et avec les Européens. Cette substance provient du *Tssé-Kiang* et du *Kiang-si*, où le camphrier officinal est cultivé en grand, surtout dans les vallées de *Tsa-yuen*, *Tsa-pou*, *Kang-hou* et *Shang-y-yuen*.

Pour obtenir le camphre, on coupe l'arbre *Tchang* (tronc, rameaux et racines) par petits morceaux, que l'on fait bouillir dans de grandes marmites en fer pleines d'eau et recouvertes d'un couvercle en bois très bombé. On remplit de paille ou de foin la concavité de ce couvercle, pour recevoir le camphre qui se sublime par l'action du feu. Après refroidissement, on sépare le camphre de la paille à laquelle il est adhérent, et il est emballé tel quel dans des tonneaux. Dans cet état, le camphre est à petits grains, d'un blanc sale, et toujours mêlé à des matières étrangères.

Lord Macartney a été témoin, pendant son voyage en Chine, d'un autre procédé pour obtenir du camphre presque purifié. On fait d'abord macérer pendant trois jours, dans de l'eau de puits, les feuilles et les branches fraîches du camphrier coupées à petits morceaux. Le tout est ensuite jeté dans une marmitte et porté à l'ébullition, en ayant soin d'agiter sans cesse avec un bâton en bois de saule. Le camphre ne tarde pas à surnager, et il s'attache au bâton sous une forme gélatineuse. On mêle alors cette sorte de gelée avec de l'argile et de la chaux, et ce mélange est renfermé dans un vase de terre que l'on recouvre d'un second vase de même grandeur, et que l'on a soin de bien luter ensemble, soit avec de la terre argileuse, soit avec des bandes de papier. Le vase inférieur est alors placé sur un feu modéré; le camphre se sublime à travers la chaux et vient s'attacher aux parois du vase supérieur. C'est en Europe qu'il est purifié par une deuxième sublimation.

Les pharmaciens chinois emploient le camphre tel qu'il leur est fourni par le commerce de ces contrées. J'ai eu moi-même l'occasion de me servir plusieurs fois, pendant l'expédition de Chine, de ce camphre indigène, qui n'a chaque fois laissé que fort peu de résidu après sa dissolution, soit dans les corps gras, soit dans l'alcool.

Des résines et des gommes-résines.

Les matières résineuses sont fréquemment employées dans la composition des préparations emplastiques. Bien souvent aussi les corps résineux sont un des éléments thérapeutiques de ces sortes de médicaments. Les résines chinoises ne sont l'objet d'aucune purification préalable, et on les rencontre dans les pharmacies telles que la nature les produit. Les résines les plus usitées exsudent d'incisions pratiquées à quelques arbres conifères, entre autres du **Ta-song** *(Pinus sinensis* et *P. longifolia)*. La résine d'une autre espèce de pin, originaire du Thibet et nommé **Pé-go-song**, est employée dans tout le nord de la Chine, ainsi que le **Song-hiang**, résine qui découle du *Juniperus barbadensis* Lin. Cet arbre est fréquemment cultivé autour des *ya-moun*, sortes de pagodes entourées de jardins, dans la province du *Pé-tché-ly*.

Le commerce fournit à la matière médicale l'encens mâle, **Ka-lou-hiang**; l'encens femelle, **Yun-hiâng**; la myrrhe, **Mô-hio**, et le sang dragon extrait des fruits du *Calamus rotang*. Parmi les gommes-résines employées dans la médecine chinoise, je n'ai rencontré que la gomme-gutte, **Hoâng-lo**, que les jonques du *Fo-Kien* vont chercher à Siam, au Cambodje, et dans quelques ports des Indes orientales.

Tout le monde a entendu parler de la laque de Chine et du Japon, **Tsi** ou **Tsat**, avec laquelle on fabrique cet inimitable vernis **Yang-tsi** et **Tchâo-tsi** qui recouvre les meubles chinois et japonais. Si on consulte les travaux des Pères Ricci et d'Incarville, ceux de John Barrow, et du naturaliste Kœmpfer dans ses *Amœnitates exoticæ*, la laque est une gomme-résine roussâtre qui découle d'incisions pratiquées sur un arbre indigène nommé **Tsi-chu**. Cet arbre est très abondant dans les provinces de *Kiang-si*, *Tssé-chuen*, *Tssé-kiang*, *Ho-nan*, en Chine, et dans celles de *Fi-go* et *Ja-ma-to*, au Japon. L'arbre à la laque serait l'*Augia sinensis*, d'après d'Incarville; le *Rhus vernix* et le *Rhus succedanea*, suivant d'autres naturalistes. Thumberg, dans son voyage au Japon en 1775, prétend que la meilleure laque découle du *Rhus vernix*, et on n'incise que les arbres qui n'ont pas plus de trois ans. Le suc du *Rhus vernix* est d'abord blanc et épais, il finit par durcir et noircir ensuite si on l'expose à l'air. J'ignore si la laque reçoit une application pharmaceutique quelconque; mais j'ai lieu de croire que les Chinois, qui n'ont à leur disposition qu'un petit nombre de matières résineuses, doivent la faire entrer dans la composition de leurs préparations emplastiques.

Extraits secs du commerce.

Les seuls extraits que je sais être employés souvent dans les pharmacies chinoises sont l'opium brut et l'extrait de noix d'arec; l'un et l'autre proviennent des Indes orientales, où ils sont l'objet d'un trafic considérable. L'opium brut, **Ya-pien** (mot dérivé d'opium), s'obtient en grand, dans le Bengale, des capsules du pavot (*Papaver somniferum* Lin.), et il est expédié dans les ports chinois, mais non ouverts au commerce international, pour être ensuite livré aux bâtiments-entrepôts *(receiving-ships)* qui sont répandus dans un certain nombre de rades et de ports des côtes de la Chine.

Les contrebandiers chinois viennent de la côte chercher l'opium dans de petits bateaux bien armés, et ils livrent leur cargaison aux négociants des villes ouvertes au commerce légal. C'est sous la forme d'extrait mou que l'opium se délivre aux nombreuses *fumeries*, dont le nombre s'accroît, dans toutes les villes de l'Empire chinois, dans une proportion effrayante. Cet extrait se prépare de la même manière que nous opérons nous-mêmes dans nos officines pour obtenir l'extrait d'opium purifié. L'opium, coupé en tranches minces, est traité plusieurs fois de suite par de l'eau froide, et les résidus ne sont rejetés que lorsqu'ils ne fournissent plus de principes extractifs. Les liqueurs sont réunies et mises à évaporer dans des bassines en cuivre, sur un feu modéré, et elles sont agitées en tous sens avec une spatule de bois afin d'en accélérer l'évaporation. Lorsque l'extrait a acquis une consistance demi-liquide, il est, après refroidissement, renfermé dans des vases en porcelaine de petite dimension. L'extrait aqueux d'opium, **Men-yang**, ou *parfum des affligés*, est employé fréquemment par les médecins chinois pour le traitement d'une foule de maladies.

L'extrait de noix d'arec, **Pin-lan**, est fourni par l'aréquier (*Areca cathecu* Lin.), de la famille des palmiers, arbre très répandu dans toute la zone intertropicale. Le fruit de l'aréquier et son extrait se trouvent en quantité dans toutes les drogueries et les pharmacies, tant la consommation en est considérable. L'extrait d'arec, que nous nommons aussi *Cachou d'arec*, est sous forme de petits cubes de 2 centimètres de côté environ et de couleur rougeâtre; il est en partie soluble dans l'eau, et provient de quelques localités de la Malaisie, de la presqu'île de Malaka, des Indes orientales et de la Cochinchine.

On sait que dans toutes ces contrées les indigènes mâchent la noix d'arec coupée en morceaux, qu'ils enveloppent avec un peu de chaux dans des feuilles fraîches de poivre bétel. Cette mastication est une sorte de régal pour les Indiens, et les Chinois du *Fo-Kien* l'ont introduite depuis longtemps dans leurs habitudes. Elle a pour but de teindre la salive en rouge et de lui donner une saveur âcre d'abord, puis aromatique, et qui finit par devenir très agréable. Cela fortifie, dit-on, les gencives, favorise la digestion, et communique aux lèvres et à la bouche une couleur brune foncée qui passe pour une coquetterie.

L'extrait d'arec s'obtient en faisant bouillir les fruits concassés de l'aréquier avec de l'eau, à laquelle on ajoute une certaine quantité de lait de chaux. Le tout est mis à évaporer jusqu'à consistance d'un extrait mou, qui est coulé sur des toiles étendues à terre et séchées au soleil. On le divise ensuite en petits cubes au moyen d'un couteau, avant qu'il ne soit tout à fait solidifié. Tel qu'il se trouve dans le commerce, cet extrait est très impur, et il renferme à peu près parties égales de matières solubles et insolubles. Les médecins chinois l'emploient dans cet état pour combattre les diarrhées opiniâtres et la dyssenterie. J'ai eu l'occasion, en Chine, de faire usage de cet extrait; mais il faut le débarrasser auparavant des matières étrangères qu'il contient. Rien n'est plus facile, en faisant dissoudre le cachou de l'arec dans une certaine quantité d'eau, décantant la solution qui surnage le dépôt calcaire, filtrant et évaporant de nouveau jusqu'à consistance d'extrait sec. Dans cet état de pureté, l'extrait d'arec peut rendre de véritables services à l'art de guérir.

Des matières sucrées.

Les matières sucrées qui trouvent un emploi fréquent dans les pharmacies sont le miel et le sucre. En Chine, les pharmaciens ne font usage ni des mellites, ni des sirops, mais ils emploient cependant pour la préparation des conserves et des électuaires le miel purifié et des dissolutions concentrées de sucre.

Le miel produit par les abeilles est très abondant dans les provinces centrales et aussi dans la région montagneuse du *Chan-tong*. Dans cette dernière contrée, dont la végétation a quelque analogie avec celle de l'Europe méridionale, le miel possède une saveur agréable et balsamique qui rappelle celle du miel de Narbonne. Pendant l'occupation du camp de Tché-fou, dans le *Chan-tong*, j'ai rencontré chez les pharmaciens de la ville de *Yan-taï* du miel d'excellente qualité et d'une blancheur remarquable. Ce miel, de consistance un peu ferme, était renfermé dans des petits pots en terre cuite, de la capacité de 250 grammes environ, et se vendait sur le marché 30 centimes le petit pot. Mais, afin de faciliter sa conservation, les Chinois ont la précaution de recouvrir le miel à sa surface d'une légère couche d'une dissolution saturée de sucre.

La fabrication du sucre à l'état de cassonade est depuis longtemps connue dans les provinces méridionales et principalement dans le *Kouan-tong*, où la canne à sucre *(Saccharum officinarum)* est l'objet d'une grande culture. Les cannes à sucre de cette partie de l'Empire sont très juteuses, et le moyen d'en extraire le jus est excessivement simple. On fait passer les cannes entre deux cylindres ou rouleaux en bois dur et quelquefois en pierre, lesquels sont placés verticalement au milieu de la sucrerie et mis en mouvement par des bœufs ou des buffles. Ces cylindres écrasent en tournant les cannes à sucre, et le suc ou *vesou*, qui en découle, est porté au moyen d'un tuyau dans une chaudière de fonte, où il est soumis à l'ébullition jusqu'à ce qu'il acquière assez de consistance. Quoique les habitants de ces contrées ignorent les procédés nécessaires pour raffiner le sucre, la tendance qu'a le sirop à cristalliser par le refroidissement, leur a fait trouver le moyen d'obtenir du sucre candi très beau et quelquefois incolore.

On trouve chez tous les pharmaciens et les confiseurs de la Chine de gros cristaux de sucre coloré et du sucre candi réduit en poudre aussi blanc que le plus beau sucre raffiné. Le sirop incristallisable ou mélasse est ensuite employé pour conserver les fruits et autres substances végétales, tels que les jeunes tiges de bambou et les racines de gingembre dont les Chinois sont si friands.

DEUXIÈME PARTIE.

DES FORMES MÉDICAMENTEUSES.

Les formes les plus usitées sous lesquelles les médicaments sont délivrés aux malades par les praticiens chinois, peuvent être rangés dans les catégories suivantes :

1° Bols et pilules;
2° Poudres simples et composées;
3° Onguents, pommades et épithèmes;
4° Conserves et électuaires;
5° Vins et alcoolés médicinaux;
6° Infusés et décoctés;
7° Sucs de plantes fraîches.

I. — Bols et pilules.

La forme pilulaire est la plus connue, et celle qui est généralement la plus employée, surtout par les guérisseurs ambulants. Pour les Chinois, c'est un moyen facile et commode de faire prendre aux malades, et sous un petit volume, une foule de substances des plus désagréables au goût, et qui pour nous ne seraient rien moins que dégoûtantes.

Les bols sont rarement employés; mais nous avons rencontré journellement, dans les villes chinoises que nous avons parcourues, des marchands de pilules diversement colorées, et qui sont connues du public sous le nom de *pilules bleues, pilules rouges,* etc. Ces pilules, dont la formule est connue de tous les pharmaciens chinois, sont délivrées avec des prospectus imprimés, dans lesquels on vante les propriétés merveilleuses de ces sortes de médicaments; on a soin d'y indiquer aussi les nombreuses maladies qu'ils doivent guérir.

Les drogues de toute espèce qui entrent dans la composition des pilules sont d'abord broyées et pulvérisées dans des mortiers en granit, et on obtient ensuite une masse pilulaire en ajoutant aux poudres soit du miel, soit du sirop de sucre. Cette masse pilulaire est divisée en petits cylindres, et coupée en parties égales au moyen d'un couteau; les pilules sont roulées à la main, et dorées quelquefois.

Un de nos sinologues des plus distingués, M. Dabry, nous a fait connaître, dans un livre intitulé : *La Médecine des Chinois*, une foule de formules diverses pour bols et pilules. Les bols ne dépassent jamais en grosseur celle de nos petites cerises, et les pilules n'excèdent pas un poids de 40 centigrammes environ. Nous avons remarqué surtout, dans le travail de M. Dabry, les formules suivantes, qui serviront à donner à nos lecteurs une idée générale de la composition des pilules chinoises.

1° **Py-choang** *(sulfure jaune d'arsenic)*. Q. s.

Mettre le sulfure jaune d'arsenic sur le feu, dans un vase en fonte; retirer dès qu'il n'y aura plus de fumée; réduire en poudre; ajouter un peu d'huile de **Hôang-Hoâ** (graines de *Carthamus tinctorius*, L.); chauffer, et faire des pilules de la grosseur d'un petit pois. Employées pour combattre les fièvres rebelles.

2° **Pa-Teôu-tzé** *(semences de* croton tiglium)........... 7gr00
Py-choâng *(sulfure jaune d'arsenic)*................ 1 47
Hiong-Hoâng *(sulfure rouge d'arsenic)*............. 3 68

Préparer comme le remède précédent, et prendre chaque fois une pilule de 0,36 centigrammes. (Fièvres rebelles et pernicieuses.)

3° **Tsiâo-mia** *(farine de froment torréfiée)*. Q. s.

Mêler avec du *sang de tortue*, et faire des pilules. (Fièvres continues.)

4° **Lô-pé-tsé** *(racine de raifort cultivé)*.

Prendre trois ou quatre de ces racines, les broyer, en extraire le suc, et avec **Téou-Pan-Hiang** (musc de bonne qualité), faire de petites pilules que l'on introduira dans les narines. (Contre la céphalalgie.)

5° **Tché-tchong** *(corail rouge)*.................. 10 grammes.
.... *(rubis)*...................... 4 —
Tchin-chou *(perles fines)*.................. 4 —
Téou-Pan-Hiang *(musc)*.................. 6 —
Pé-tché-tsé *(terre bolaire)*................ 3 —

Réduire ces substances en poudre, les mêler, et, avec de la gomme et de l'eau, faire une masse, que l'on divisera en petites pilules, qui seront dorées.

Ces dernières pilules, qui composent le remède nommé **Paô-Hing-ché**, sont employées dans le traitement de la petite-vérole, pour préparer l'éruption des boutons.

Les substances qui entrent dans la composition des pilules les plus usitées sont : les poudres des métaux et minerais divers, les extraits de cachou et d'opium, les poils, la peau desséchée et les os des animaux, les poudres de cannelle, de rhubarbe, de gingembre, de cardamome, de galanga, etc., les farines féculentes, quelques résines et gommes-résines, etc.

II. — Des poudres simples et composées.

Nous avons déjà vu comment on obtient les poudres pharmaceutiques, et quels sont les moyens employés par les Chinois pour les conserver. Ces poudres sont administrées dans une foule de maladies, rarement simples, mais le plus souvent composées. La quantité de poudre médicamenteuse prescrite chaque fois varie beaucoup selon les substances employées, et selon leur activité. Nous avons assisté, dans les pharmacies chinoises, à la mise en paquet des poudres de rhubarbe, de cannelle et de gingembre, et nous avons vu varier entre 50 centigrammes et 2 grammes environ les doses des substances pulvérisées. La quantité des poudres de carbonate de chaux, de terre bolaire, et autres matières minérales employées à l'intérieur pour combattre la dyssenterie, ne dépasse pas 8 grammes pour chaque prescription.

Les poudres composées s'administrent de la même manière

que les poudres simples. Voici une curieuse formule de poudre composée :

My-to-seng *(chromate de plomb)*. Q. s.

Réduire en poudre le chromate de plomb ; introduire cette poudre dans des jujubes dont on aura enlevé le noyau, et mettre les jujubes sur le feu ; carboniser le tout, pulvériser, et prendre chaque fois *sept grammes* de cette poudre. Employée dans le *nio-ping,* ou *maladie qui abat.* Serait-ce le typhus à forme adynamique?

III. — Onguents, pommades et épithèmes.

Les onguents, composés ordinairement de corps gras et de matières résineuses diverses, sont employés par tous les médecins chinois dans la plupart des maladies cutanées, les douleurs rhumatismales, etc. Ces sortes de médicaments ont en général une consistance molle, et sont étendus, en couche mince, soit sur un linge, soit sur du papier, pour être ensuite appliqués directement sur la partie malade.

Les épithèmes sont constitués par des onguents de consistance dure, et susceptibles d'adhérer à la peau. On les appelle vulgairement encore *emplâtres,* quoique ceux-ci soient de composition toute différente. Il n'est pas rare de rencontrer presque à chaque pas, dans les rues des villes chinoises, des individus des deux sexes portant, sur la figure, le dos ou la poitrine, des épithèmes ou emplâtres de différentes grandeurs. La plupart de ces médicaments sont vendus en grand nombre au public par des guérisseurs ambulants, qui annoncent leur passage dans les rues en agitant une clochette. J'ai remarqué surtout, à Tien-Tsin, un de ces charlatans qui débitait en grand nombre, aux femmes principalement, des épithèmes d'extrait d'opium de petite dimension destinés à être appliqués sur les tempes dans les cas de céphalalgie.

J'ai eu à ma disposition un épithème qu'un pharmacien chinois, établi à Shang-Haï, délivrait à ses clients atteints d'adénite inguinale. L'examen de la masse emplastique m'a démontré qu'elle était composée de matières résineuses solubles en partie dans l'alcool à 85° cent., d'huiles fixes non déterminées, et d'une forte proportion de poudre de mylabre de Chine (*mylabris pustulata* Oliv.), insecte coléoptère de la famille des vésicants.

Nous trouvons, dans les livres de médecine chinoise, la composition de quelques onguents médicamenteux, parmi lesquels je citerai les suivants :

1° **Pé-go-sông-py** *(écorces et résine d'une espèce de pin du Thibet et de la Tartarie).*

Pulvériser les écorces et la résine, ajouter une petite quantité d'huile, et porter sur le feu. On obtiendra ainsi un onguent que l'on appliquera sur la peau dans quelques maladies cutanées.

2° **Gin-tchong-pé** *(résidu de l'urine d'homme après évaporation).*
Koûan-Fan *(carbonate de plomb).*
Yûen-Tan *(Bi-oxyde de plomb).*

Prendre parties égales de ces substances, mettre le carbonate de plomb sur le feu jusqu'à ce qu'il devienne jaune, ajouter les autres matières, réduire le tout en poudre, et, avec une petite quantité d'huile, faire une masse emplastique nommée **Hia-Kan-Fan,** employée en application sur les ulcères syphilitiques *(Kan-tcheang).*

Cette dernière formule semble indiquer que les emplâtres à base de plomb sont connus depuis longtemps des pharmaciens chinois.

Les pommades préparées avec la graisse de porc sont également très usitées. Toutes sortes de matières pulvérisées entrent dans la composition des pommades. Il en est cependant quelques-unes qui se recommandent à notre attention, à cause de leur emploi dans la médecine chinoise bien longtemps avant notre ère.

1° Prendre parties égales de **Lieou-Hôang** *(soufre pulvérisé)* et de graisse de porc, et faire une pommade dont on se servira pour frotter les parties du corps atteintes de la gale **(Tchong-Kiai).**

2° **Chôu-yn-Fen** (*sublimé de mercure,* mélange de proto-chlorure et de bi-chlorure de mercure).

Réduire le *Choû-yn-Fen* en poudre très fine, et, avec de la graisse de porc, faire une pommade employée dans le même cas que le précédent.

3° **Loû-chen-ché** (*chaux vive*).
Lieou-Hoâng (*soufre pulvérisé*).

Prendre parties égales de ces deux substances, les mélanger avec de l'eau sur le feu, et en laver les parties atteintes de gale ou autres affections cutanées.

Le porc domestique sert presque exclusivement de nourriture animale à la majeure partie du peuple chinois; et quoique leurs autres aliments soient préparés avec de l'huile de sésame ou de ricin, on rencontre, dans toutes les villes de l'Empire, de l'axonge d'une blancheur parfaite, et sans aucun mauvais goût.

La fabrication des *oléo-margarates de potasse* ou de *soude,* nommés vulgairement *savons,* paraît avoir été de tout temps inconnue en Chine. Dans quelques provinces septentrionales, on nettoie le linge avec la solution alcaline d'une substance blanche qui fait efflorescence à la surface du sol. J'ai lieu de croire que cette substance, dont parle lord Macartney dans le récit de son voyage en Chine, n'est autre que le **kien,** mélange de carbonate de soude et de chlorure de sodium, et très abondant dans les plaines autour de Pé-King. Depuis que les Anglais occupent l'archipel de Hong-Kong, les Chinois ont appris l'art de fabriquer d'excellents savons.

IV. — Conserves et électuaires.

Les conserves au sirop de miel ou de sucre constituent l'une des formes médicamenteuses les plus usitées par les pharmaciens chinois. On conserve ainsi, dans des liqueurs sucrées et de consistance épaisse, les racines fraîches de gingembre, de galanga, de zédoaire, de muguet du Japon, les tiges de jeune bambou et de la canne à sucre, les fruits du *Li-tchi* (1) et du *Long-yen* (1), les châtaignes d'eau nommées *Lin-Kio* (fruits du *Trapa bicornis* Lin.), les orangettes douces ou amères, etc.

Quelquefois ces substances sont simplement plongées plusieurs fois dans du sirop de sucre bouillant, séchées sur des claies, et renfermées ensuite, recouvertes de sucre cristallisé, dans des vases bien bouchés. Sous cette nouvelle forme, les conserves sont fort recherchées, et les médecins les prescrivent souvent à leurs riches clients. Dans le nord de la Chine, on fait d'abord sécher au soleil, puis on recouvre d'une légère couche de sucre cristallisé le **Ché-tzé,** fruit du *Cratægus bibass,* le **Kin-koâng-tzé,** fruit du jujubier cultivé (*zizyphus jujuba* Lam.), et quelques autres fruits, tels que les abricots, les pêches, etc.

Les électuaires des Chinois sont des médicaments composés de poudres diverses mélangées avec du miel ou du sirop de sucre incristallisable, et s'approprient facilement au goût des malades. C'est sous cette forme médicamenteuse que s'administrent en général les substances végétales et animales à odeur forte, aromatique, ou à saveur amère.

Les livres de médecine chinoise font la mention de quelques formules intéressantes de ces sortes de remèdes, que l'on conserve ordinairement dans des potiches de porcelaine ou de terre cuite.

1° **Ti-Ting** *(fumeterre officinale fraîche)*................ Q. s.
Hong-Ting-Hiang *(clous de girofle)*................. Id.
Tsoun-tsé *(ognon cultivé)*........................ Id.

Broyer le tout ensemble, et, avec du miel, faire une mixture dont on se servira en application contre le *charbon,* nommé **Ting-tchoang** ou ulcère venimeux.

2° **My-to-seng** *(chromate de plomb)*..................... Q. v.

Pulvériser le *my-to-seng,* et, avec une quantité suffisante de *lait de femme* et de miel, faire un composé employé pour enlever les taches de la peau et la rendre brillante.

(1) *Euphoria Lit-chi* Desf., et *E. longana* Lamk. de la famille des sapotées.

Les électuaires employés par les médecins chinois pour l'usage interne sont composés, le plus souvent, avec les poudres de rhubarbe, de cannelle ou de gingembre, mélangée avec du miel. On y incorpore, selon le cas, du musc, du cachou, des substances minérales, telles que le carbonate de chaux, les terres bolaires, les os d'animaux fossiles, etc., et quelquefois aussi des matières animales torréfiées et réduites en poudre par les moyens déjà indiqués dans la première partie de cet essai.

V. — Vins et alcoolés médicinaux.

La pharmacie chinoise ne fait point usage de vin de raisin; elle emploie comme tel, sous le nom de **Cha-sin-kiou,** ou *vin de riz,* la liqueur alcoolique provenant de la fermentation du riz. Les vins médicinaux des Chinois ne sont donc, en réalité, que des *alcoolés* peu riches en alcool; et si nous leur donnons la dénomination de *vins,* que ne justifie pas la nature de ces produits, ce n'est que pour nous servir de termes identiques, s'appliquant toutefois chez nous à des médicaments tout à fait différents.

Le vin produit du raisin est à peu près inconnu aujourd'hui, et cependant la vigne est cultivée dans plusieurs provinces centrales et dans toute la plaine du Pei-Hô [1]. Le *vin* des Chinois, ou **Cha-sin-kiou,** est obtenu en faisant fermenter, au moyen du **Kiou-tzé,** du blé, de l'orge, du riz ou du maïs réduits en farine, et renfermés, avec une certaine quantité d'eau, dans de grandes jarres nommées *kang.* Ce *kiou-tzé,* ou *semence de vin,* qui sert ici de levain particulier, n'est autre chose que la

[1] La vigne est connue et cultivée en Chine dès la plus haute antiquité. Il en est fait mention dans le *Tchéou-ly,* ouvrage attribué à l'empereur *Tchéou-Kong* (l'an 1122 avant notre ère). Le vin de raisin a toujours été fort au goût des Chinois. Les annales de l'empire parlent de l'emploi du vin de raisin, sous le règne de l'empereur *Vou-ty,* l'an 140 avant l'ère chrétienne. Les meilleurs raisins proviennent, pour l'usage de la pharmacie, des districts de *Tay-yuen* et de *Ping-yang* dans le *Chan-si,* ainsi que de la province du *Pé-tché-ly.*

lie des tonneaux dans lesquels on a fait déjà fermenter le riz et les autres semences des graminées. Les liqueurs qui ont subi la fermentation sont distillées, et produisent l'eau-de-vie, *san-tchou*, dont nous avons parlé précédemment.

Voici quelques formules de vins médicinaux :

1° **Yé-tsaô** *(sommités sèches d'absinthe sauvage)*. Q. s.
Cha-sin-Kiou *(vin de riz ou de blé fermenté)*. Q. s.

Faire macérer plusieurs semaines, et passer. Ce vin, nommé *kiou-tsiou* ou *drogue amère*, se prend par cuillerée le matin à jeun; on peut en augmenter la dose. Excellent remède pour combattre la prédisposition à l'apoplexie; usité aussi comme stimulant en général.

2° **Kiang** *(racines de gingembre)*. Q. s.
Cha-sin-kiou *(vin de riz fermenté)*. Q. s.

Faire bouillir ensemble. Employé pour combattre la maladie connue sous le nom de *Hô-Loûan* (choléra).

3° **Hé-yûen** *(plomb métallique)*.
Cha-sin-kiou *(vin de riz fermenté)*.

Prendre parties égales en poids de ces deux matières, liquéfier le plomb, verser celui-ci dans le vin, et faire bouillir ensemble jusqu'à réduction de moitié du vin employé. Ce remède sera très utile dans le cas d'empoisonnement par le **kin-ché**, ou *serpent doré*.

4° **Taï-tsoûa** *(ail cultivé)*. Q. s.
Lieou-Hoâng *(soufre pulvérisé)*. Q. s.

Faire bouillir dans du vin que l'on prendra chaud dans le *nio-ping*, ou *maladie qui abat*.

Nous ne savons pas si les *alcoolés* sont employés dans la thérapeutique chinoise; il nous a été impossible de vérifier ce fait par nous-même, mais nous avons lieu de croire que les alcoolés préparés par macération sont depuis longtemps connus des médecins chinois.

Nous trouvons en effet, dans les Mémoires des missionnaires de Pé-King (1780), la formule suivante d'une *eau-de-vie amère*, très employée en Chine contre les ulcères, les plaies et les contusions :

Lô-Hoûi (suc d'aloès)........... 12 grammes.
Mo-Hio (myrrhe)............... 12 —
Kâ-Lô-Hiang (encens mâle)...... 12 —
Shan-Lan (racines de curcuma). 2 —

Pulvériser ces substances, et les renfermer avec 750 grammes d'eau-de-vie dans un vase bouché que l'on exposera au soleil pendant un mois ; décanter ensuite l'alcoolé.

VI. — Des Infusés et Décoctés.

L'infusion et la décoction constituent la forme médicamenteuse la plus généralement employée dans tout l'Empire chinois. Sans entrer dans les détails pratiques qu'exige la préparation des infusés et décoctés, je crois toutefois devoir indiquer les cas particuliers qui nécessitent ces deux sortes d'opérations pharmaceutiques. L'infusion est toujours employée, en Chine, pour obtenir, dans une certaine quantité d'eau destinée en boisson, ou pour l'usage externe, les principes toniques, amers ou aromatiques, etc., des plantes médicinales. On sait que l'infusé des feuilles de thé constitue la boisson universelle des Chinois, et l'un de leurs remèdes les plus populaires. L'infusion en est ordinairement fort légère, et l'on n'emploie que les feuilles de *thé noir*, qui servent souvent plusieurs fois à cette opération, avant d'être rejetées. On emploie également en infusion, mais seulement dans les cas de maladie, les feuilles d'absinthe, de menthe pouliot, les sommités fleuries de l'œillet de Chine, les fleurs de sureau, de chèvre-feuille, de jasmin odorant, de sophora du Japon, et de pivoine moutan, etc. Les algues diverses que l'on rencontre au bord de la mer sont recueillies par les Pharmaciens, et constituent un médicament analogue à notre mousse de Corse, dont on se sert en infusion pour détruire plusieurs espèces d'helminthes. Les médecins prescrivent aussi, pour ce dernier cas, les sommités fructifiées de l'absinthe de Chine (*artemisia sinensis*, Lin).

La décoction est employée toutes les fois qu'il s'agit d'obtenir un liquide médicamenteux avec des bois, des tiges, des écorces, des racines ou des fruits secs ou ligneux. La décoction sera également nécessaire lorsqu'il sera prescrit l'emploi des parties solides d'animaux, telles que les cornes des ruminants (moutons, buffles, cerfs); les carapaces des crabes et des tortues, etc. En général, les médecins chinois recommandent de faire une décoction prolongée des substances pharmaceutiques délivrées à leurs malades.

La qualité de l'eau doit être prise aussi en sérieuse considération, car il arrive bien souvent qu'en Chine on n'a pas toujours à sa disposition de l'eau d'excellente qualité. Dans les provinces littorales, l'eau potable renferme des quantités considérables de chlorure de sodium; et dans l'intérieur de l'Empire, l'eau des canaux et des rivières se trouve mélangée à des matières limoneuses qu'elle tient en suspension. Malgré la bonne habitude que les Chinois prennent d'aller puiser leur eau au moment de la marée descendante, celle-ci est le plus souvent trouble et exige une purification préalable avant de servir aux divers usages domestiques.

Il suffit d'ajouter, à 100 litres d'eau trouble de rivière, 25 grammes d'alun environ pour avoir, en peu d'instants, de l'eau tout à fait transparente. Pendant l'occupation française en Chine, nous avons dû opérer de la même manière, afin d'avoir de l'eau potable et pouvant servir aussi à la préparation des tisanes dans nos hôpitaux militaires. Il faut également avoir la précaution d'ajouter, dans les réservoirs à eau, quelques charbons incandescents.

Deux de mes collègues attachés au corps expéditionnaire, MM. Strohl et Berquier, se sont occupés de faire les analyses hydrotimétriques des eaux dont on faisait usage dans les localités où se trouvaient établis les hôpitaux militaires. J'extrais des travaux qui ont été adressés au Conseil de Santé des armées les résultats de ces analyses (1).

1° *Eau de la rivière Wampoo à Shang-haï.* (M. Strohl.)

Carbonate de chaux (pour 1 litre)	0gr030
Sels calcaires autres que le carbonate de chaux	0 050
Sels de magnésie	0 031
Sulfates divers	0 029

2° *Eau d'un puits à Yan-tai, qui servait aux besoins du service de l'hôpital du camp de Tché-fou.* (M. Berquier.)

Sels de chaux	0gr108
— de magnésie	0 067
Acide carbonique libre	0 060
Acide sulfurique combiné	0 131
Chlore	0 146
Matières fixes	0 595

3° *Eau de la rivière Pé-tang-Ho, dans le nord de la Chine.* (M. Strohl.)

Carbonate de chaux	0gr014
Sels calcaires autres que le carbonate de chaux	0 076
Sels de magnésie	0 187
Sulfates divers	0 123

L'azotate d'argent et l'ammoniaque forment un précipité très abondant.

4° *Eau du Canal impérial à Tien-tsin, vis-à-vis l'hôpital militaire.* (M. Strohl.)

Carbonate de chaux	0gr036
Sels calcaires autres que le carbonate de chaux	0 025
Sels de magnésie	0 187
Sulfates divers	0 020

Les Chinois prennent constamment chaudes les boissons préparées par infusion et décoction. Leurs tasses sont tou-

(1) *Recueil des Mémoires de Médecine et Pharmacie militaires*, 3e série, t. V et VI.

jours recouvertes d'une soucoupe, afin que les liqueurs se conservent chaudes le plus longtemps possible, et ne perdent rien de leur arôme et de leur saveur. En général, les infusés et les décoctés médicinaux ne sont jamais édulcorés; et cette pratique a lieu de nous étonner un peu de la part des Chinois, que nous savons être très friands de toute espèce de matières sucrées, et d'une foule de substances végétales conservées dans le miel ou le sirop de sucre.

VII. — Sucs de plantes fraîches.

Les sucs extraits des plantes fraîches sont connus depuis des siècles des médecins chinois. Nous lisons en effet, dans les Mémoires des missionnaires de Pé-King (1780), que les médecins prescrivent à leurs malades de boire des sucs obtenus par expression des feuilles fraîches des végétaux. C'est ainsi que le suc d'absinthe sauvage *(artemisia sinensis)* est souvent usité pour arrêter les crachements de sang, et pour rendre la force aux vieillards épuisés. M. Dabry indique, dans son Traité, *La Médecine des Chinois*, l'emploi d'un mélange de chaux vive et de suc de pourprier (*Portulaca oleracea*, Lin.), comme étant un bon remède contre les affections charbonneuses. On se sert aussi, pour ce même cas, d'un mélange de chaux et de suc extrait des fleurs fraîches du **Hôei-Hôa** (*Sophora japonica*, Lin.).

Nous avons déjà vu que l'on emploie le suc des racines fraîches du raifort cultivé, pour en composer des pilules anticéphaliques. Les médecins attribuent au suc des tiges et des feuilles fraîches du **Lien-Hôa** (*Nelumbium speciosum*) des propriétés astringentes, et le prescrivent contre la dyssenterie. Ces divers exemples nous donnent lieu de croire qu'il doit y avoir, dans la thérapeutique chinoise, bien d'autres végétaux dont le suc aqueux est employé dans une foule de cas particuliers.

Médicaments extraits des animaux.

C'est ici l'occasion de parler de deux substances médicinales dont la composition paraît extraordinaire, et que nous rangeons, comme le fiel de bœuf, la gélatine, le musc, etc., parmi les produits extraits des animaux. Le premier de ces médicaments est appelé **Tsan-Chou**. On l'obtient en crevant les yeux des grenouilles, recueillant les liquides qui s'en échappent, et les faisant dessécher à une douce chaleur jusqu'à consistance solide. J'ignore les vertus curatives que possède, pour les Chinois, ce remède certainement très curieux.

La deuxième substance sur laquelle j'entrerai dans quelques détails, à cause de sa grande popularité, est le **N'go-Kiaô**, ou *colle de peau d'âne noir* (1). Cette colle, qui n'est qu'une sorte de gélatine, se fabrique à *N'go-Hien*, ville de la province de Chan-tong, et auprès de laquelle il existe un puits d'environ 20 mètres de profondeur, communiquant, d'après les Chinois, avec un lac souterrain. L'eau que l'on retire de ce puits est très limpide, plus pesante que l'eau des rivières, et possède la singulière propriété de clarifier, par son mélange, l'eau trouble ordinaire, en précipitant toutes les impuretés qu'elle contient. C'est avec l'eau de ce puits, qui est presque toujours fermé et scellé par le gouverneur du lieu, que l'on fabrique le *N'go-Kiaô*.

Lorsque l'époque de la préparation de la *colle de peau d'âne noir* est arrivée (de novembre à mars de chaque année), les fabricants étrangers viennent de tous côtés pour traiter de la provision d'eau qui leur est nécessaire, avec les gardiens du puits de *N'go-Hien*. Ils se procurent ensuite des *ânes noirs*, que l'on sacrifie et dont on enlève la peau. Cette peau est mise à macérer pendant cinq jours dans de l'eau provenant

(1) L'abbé Grosier, *Description générale de la Chine* (1787).

de ce puits, et on la retire ensuite pour la nettoyer et en enlever les poils. Ceci étant fait, la peau est découpée à petits morceaux, que l'on fait bouillir (toujours avec de l'eau du puits célèbre) jusqu'à ce qu'ils soient réduits en colle, que l'on passe chaude à travers une toile, afin d'en séparer les parties solides qui n'ont pu être fondues. Dès que la colle commence à se refroidir, les fabricants en composent des tablettes sur lesquelles ils impriment, en caractères dorés, leurs noms ainsi que leurs résidences.

Comme cette drogue jouit de la plus grande célébrité, et que la véritable colle de *N'go-Hien* ne suffit pas à la consommation qui s'en fait dans tout l'Empire, on la contrefait avec de la colle provenant des peaux de cheval, de mulet et même de chameau. Les médecins chinois font prendre le *N'go-Kiaô* en décoction avec des plantes mucilagineuses, et ils le prescrivent aussi en poudre. Ils lui attribuent des propriétés particulières contre les maladies inflammatoires du poumon. Le *N'go-Kiaô* rend la respiration plus libre, facilite l'émission des urines, arrête la dyssenterie, etc.

Tenue d'une officine chinoise.

Dans les grandes villes, comme Shang-haï et Tien-tsin, nous avons eu l'occasion de voir quelques pharmacies dont la tenue intérieure paraissait ne laisser rien à désirer. Le local d'une pharmacie qui a de la réputation est divisé en général en deux compartiments, l'un destiné à recevoir les clients, l'autre réservé au pharmacien et à ses élèves. Ces deux compartiments sont séparés par un comptoir qui occupe toute la longueur de l'officine. Les substances médicinales sèches sont toutes renfermées dans des tiroirs, s'ajustant les uns au-dessus des autres dans une boiserie qui fait le tour de la partie du local non réservé au public. L'étage supérieur de cette boiserie est destiné aux potiches et autres vases en porcelaine ou en verre, dans lesquels sont renfermés les conserves, les électuaires, ainsi que les poudres pharmaceutiques.

Selon l'aisance et la fortune du pharmacien, la boiserie est confectionnée en bois de chêne, de pin ou de frêne, et quelquefois en bois de rose. La surface extérieure en est souvent peinte et vernissée. Des étiquettes en papier jaune ou rouge sont collées sur le devant de chaque tiroir, et indiquent le contenu de chacun d'eux. Dans l'arrière-pharmacie se trouvent ordinairement les magasins et les laboratoires, où tout se trouve rangé avec ordre et méthode.

Lorsqu'un client, porteur d'une ordonnance d'un médecin, se présente dans une pharmacie, celui-ci, après les saluts d'usage, est invité à s'asseoir par le chef de la maison. L'ordonnance étant lue est déployée sur le comptoir, et maintenue ainsi par un presse-papier. Alors le pharmacien ou son élève pèse chaque substance devant le client, en fait des paquets séparément, et il a le soin d'indiquer sur chacun d'eux le contenu, le poids et le prix. Le tout est ensuite réuni et ficelé en un même paquet, selon le nombre des prescriptions faites dans chaque ordonnance, et qui, en général, sont très polypharmaques.

Dans les pharmacies des petites villes du littoral et de l'intérieur, on distribue aux marins, aux voyageurs et aux indigents des médicaments préparés à l'avance dans une pièce attenant à la pharmacie. Ces médicaments sont le plus souvent des infusés ou décoctés, des vins médicinaux, des électuaires, des conserves, des pilules, etc., que le malade prend lui-même, soit sur sa demande, soit sur l'indication qui lui en est faite par le pharmacien.

TROISIÈME PARTIE.

DE LA MATIÈRE MÉDICALE.

Aussitôt que le débarquement du corps expéditionnaire de Chine fut opéré dans la presqu'île de Tché-fou (province de Chan-tong), en juin 1860, l'établissement sur ce point d'un hôpital militaire fut décidé par le général commandant en chef. Cet hôpital a été installé dans une vaste maison, située au bord de la mer, à proximité des puits du village de *Yan-taï*, et qui se trouvait précédemment occupée par quelques négociants et un pharmacien chinois. Ce dernier, dans sa précipitation à évacuer les lieux, nous abandonna la presque totalité des substances médicinales soigneusement étiquetées qui composaient l'approvisionnement de son officine.

Pour moi, qui ne suis nullement versé dans la connaissance de l'écriture chinoise, il a été facile de tirer parti des matériaux pharmaceutiques que le hasard seul de la guerre venait de mettre entre mes mains, avec le secours du R. P. Landres, supérieur de la Mission apostolique du royaume de Corée [1]. Cet infatigable missionnaire a bien voulu me mettre en rapport avec les interprètes qui lui étaient attachés, et j'ai pu obtenir, grâce à leurs connaissances variées, les renseignements que je désirais avoir sur les noms et l'origine des substances médicinales les plus employées en Chine, et dont nous avions des échantillons en assez bon état.

D'un autre côté, pendant mon séjour à Tien-tsin, en 1861,

[1] Le R. P. Landres, du diocèse d'Auch, est venu à Yan-taï avec le personnel de sa mission, pendant le mois d'octobre 1860, se mettre sous la protection de nos armes. Il attendait dans cette localité le moment favorable de pénétrer dans le royaume de Corée, dont les pirates l'avaient déjà deux fois repoussé.

M. le capitaine Dabry, alors attaché au corps expéditionnaire, m'a communiqué, avec une obligeance extrême, les noms de toutes les drogues qu'il faisait rechercher chez les principaux pharmaciens de la ville. M. Dabry, pour qui la langue chinoise n'offre aucune difficulté, m'a pour ainsi dire initié à la connaissance de la matière médicale indigène, dont je n'avais pu qu'ébaucher l'étude pendant l'occupation de Tché-fou. Je suis d'autant plus heureux de témoigner ici toute ma reconnaissance à M. Dabry, que, sans l'aide qu'il m'a donné, je ne serais jamais parvenu à mener à bonne fin cet essai sur la pharmacopée actuelle des Chinois. Je sais combien est encore incomplet le tableau que j'en offre aujourd'hui à l'appréciation de mes collègues, mais il suffira néanmoins pour leur donner une idée des principaux agents des trois règnes employés par les médecins du Céleste-Empire dans le traitement des maladies (1).

Les dénominations chinoises m'ont présenté une grande difficulté. On sait, en effet, qu'en Chine l'écriture ne se compose pas de lettres, mais bien de signes, qui sont aussi nombreux qu'il y a de mots différents. J'ai donc pensé qu'en présence de l'impossibilité pour moi de transcrire en lettres la valeur monosyllabique de chaque mot, il était préférable de l'écrire comme il est prononcé par la classe des lettrés.

Autant que cela m'a été possible, j'indique pour chaque substance les propriétés médicamenteuses qui lui sont attribuées par les médecins, ou qui ont déjà été signalées soit

(1) L'étude de la matière médicale remonte, suivant la tradition, à la plus haute antiquité. L'empereur *Chin-nong* (3216 ans avant notre ère) fit connaître les graines les plus propres à la nourriture de l'homme; il connut aussi les plantes vénéneuses et toutes celles dont les qualités et les vertus peuvent contribuer à conserver la santé ou à la rétablir. L'empereur *Houang-ty* (263 ans avant notre ère) fit consigner toutes les découvertes médicales connues alors dans un livre *(Nuei-king)* qui est parvenu jusqu'à nous. Cet ouvrage est certainement, au point de vue historique de la médecine, l'un des plus curieux qui existe aujourd'hui. (*La Médecine des Chinois*, par M. Dabry, 1863.)

dans les Mémoires des missionnaires de Pé-King, soit dans les travaux des naturalistes Loureiro, Thumberg et Fortune, soit enfin dans ceux du capitaine Dabry.

Quel que soit l'état actuel de la pharmacopée chinoise, il y a certainement, à côté d'une thérapeutique exagérée par la crédulité et la superstition, une foule d'excellents moyens curatifs dont l'art de guérir tirerait le plus grand parti, s'il n'était pas en général exercé par des hommes qui ne possèdent souvent que fort peu d'instruction professionnelle. Nous avons donc lieu d'espérer que le gouvernement chinois, qui semble marcher aujourd'hui dans la voie du progrès, fondera sur de nouvelles bases l'enseignement du Collége médical de Pé-King, et qu'à l'avenir ceux-là seuls qui auront fait des études sérieuses, et satisfait à des examens, seront autorisés à exercer la médecine ou la pharmacie.

Ire SECTION.

CORPS INORGANIQUES.

Soufre.

Lieôu-hoâng, *soufre à l'état natif.* — Le soufre provient du Kiang-si, du Chan-si, du Fo-kien, etc. On l'emploie depuis plusieurs siècles pour la guérison de la gale *(Tchong-kiai)*. Mélangé avec de la graisse de porc, et quelquefois avec de la chaux et de l'eau, le soufre trouve un emploi fréquent contre les phlegmasies cutanées.

Arsenic.

Pi-choâng, *sulfure jaune d'arsenic à l'état natif, orpiment.* — Très abondant dans la Tartarie, le Chan-si, le Yun-nan, l'orpiment est depuis très longtemps employé à l'intérieur pour combattre les fièvres intermittentes rebelles.

Hiong-hoâng, *sulfure rouge d'arsenic, réalgar à l'état natif.* — Les Chinois font avec cette substance des objets de curiosité fort recherchés, ainsi que des petites tasses, qui constituent un excellent remède contre les fièvres intermittentes rebelles. Pour cela, on remplit d'une infusion de thé les tasses en *Hiong-hoâng*, et après qu'elle y a séjourné vingt-quatre heures, les malades boivent cette infusion. Les tasses dont il est question ici peuvent servir indéfiniment.

En cas d'empoisonnement par les sulfures d'arsenic *(Pi-ché-toû)*, les médecins recommandent l'usage des poudres de *plomb* et d'*étain* obtenues en frottant ces métaux contre un corps dur, ou bien de la poudre de **Pé-ché** *(terre bolaire, argile ferrugineuse)* délayée dans un peu d'eau, ou bien encore des matières fécales (**Jin-tchong-hôang**) torréfiées et pulvérisées.

Silicium.

Choûi-tsin, *quartz hyalin, cristal de roche.* — Le cristal de roche le plus estimé provient de la Tartarie et des provinces de Chan-si, Fo-kien, etc.

Tsé-ché-yûn, *quartz bleuâtre, quartz enfumé.*

Tsé-ché-yn, *quartz violet, améthyste.* — Les poudres de ces trois dernières substances jouissent en Chine d'une grande réputation, à cause de leur prix élevé.

Carbone.

Ché-tan, *charbon de terre, anthracite.* — L'anthracite est très répandu dans quelques provinces, et principalement dans le Pé-tché-ly, le Yun-nan, le Chen-si; il entre dans quelques poudres composées.

Obs. — L'encre de Chine **Mâ** entre aussi dans la préparation de quelques pilules. La meilleure encre se fait avec de la suie provenant de la combustion des mèches de lampe à huile. On y ajoute de la colle de peau d'âne et une petite quantité de musc. La pâte est ensuite coulée dans des moules. Les crayons de bonne encre de Chine sont presque toujours recouverts de caractères dorés et de dessins en relief, souvent très délicats. L'encre de qualité inférieure s'obtient en mélangeant à une solution de colle-forte de la suie de bois de pin.

Ammoniaque.

Yüé-ché-pan-cha, *chlorhydrate d'ammoniaque.* — Peu employé; se rencontre dans toutes les pharmacies, apporté par le commerce étranger.

Potassium.

Pô-siâo, *azotate de potasse impur, salpêtre à l'état natif.* — On le trouve en petits cristaux prismatiques à l'état natif dans la province de Koûang-tong. Très usité par les médecins chinois.

Sodium.

Kien, *carbonate de soude impur.* — Le *Kien* naît à la surface du sol dans la province de Pé-tché-ly, et principalement dans les plaines autour de *Pé-King,* où il est recueilli pour servir à blanchir le linge *(Lord Macartney).* Dans cet état, il est toujours mêlé à une certaine quantité de sel marin. D'après l'abbé Grosier, le *Kien* existe dans toutes les eaux des puits du nord de la Chine, associé avec les carbonate et sulfate de chaux.

Jong-kien, *chlorure de sodium, sel marin.* — Le sel marin fait efflorescence à la surface du sol dans la plaine du Peï-hô. On l'obtient cristallisé dans les salines de l'État, qui, seul, a le monopole et l'exploitation de ce produit.

Yüen-min-fen, *sulfate de soude.* — Employé comme purgatif.

Laô-cha, *nitrate de soude.* — Très abondant à l'état naturel à Tien-tsin, le nitrate de soude est sous forme de petits cristaux rhomboédriques, à saveur fraîche et piquante.

Pin-cha, *borate de soude, borax.* — Apporté par le commerce étranger.

Calcium.

Ché-koûi, *oxyde de calcium hydraté, chaux éteinte.*

Lô-chen-ché, *oxyde de calcium, chaux vive.* — La poudre de chaux est employée pour arrêter les hémorrhagies à la suite des coupures. Mélangée avec du suc de pourprier, la chaux sert à cautériser les tumeurs charbonneuses. Sur le littoral où manque, en général, le carbonate de chaux (pierre à bâtir, marbres, etc.), on le remplace pour obtenir de la chaux par des coquilles d'huîtres. La chaux vive sert aux peuplades maritimes du sud de la Chine à la mastication de la noix d'arec avec les feuilles de bétel.

Lin-choû-cha, *sulfate de chaux lamellaire, gypse;* se prescrit sous forme de poudre.

Yûen-chin-ché, *sulfate de chaux en petits rognons.* (Même observation.)

Ché-kan, *sulfate de chaux calciné, plâtre.* (Même observation.)

Fen-si, *carbonate de chaux,* substance minérale qui a de l'analogie avec notre craie du commerce. Le *Fen-si* est souvent administré par les médecins à la dose de 8 à 10 grammes, sous forme de poudre, dans les cas de dyssenterie.

Tchon-lô-ché, *stalactites* provenant des cavernes du Koûang-tong.

Yün-mô-ché, *carbonate de chaux cristallisé, spath calcaire;* se trouve en abondance dans le Fo-kien.

Pé-ché-yün, *spath cubique.*

Hôa-koûi-ché, *calcaire jaunâtre ferrugineux.*

Yan-tsin-ché, *amiante ou asbeste (silicate de chaux et de magnésie).*

Magnesium.

Yn-tsin-ché, *talc blanc ou coloré (magnésie silicatée et eau).* — Le talc se rencontre dans la province de Chan-tong. On le prescrit sous forme de poudre qui est, dit-on, apéritive et laxative. Il en est de même de la substance suivante.

Hôa-ché, *stéatite, pierre à savon.* — Cette substance constitue des collines entières dans le Fo-kien. Le *Hoâ-ché* peut remplacer avec avantage le *Kaô-lin* dans la fabrication de la porcelaine.

Obs. — Le *rubis,* pierre précieuse qui se trouve quelquefois dans les mines de la province de Yun-nan, entre dans la composition du remède *Paô-hin-ché* dont nous avons déjà parlé.

Aluminium.

Kin-tsin-ché, *micaschiste noirâtre (silicate d'alumine et de potasse).*

Kin-mô-ché, *paillettes lamellaires de micaschiste jaunâtre.*

Té-fan, *sulfate d'alumine et de potasse, alun du commerce.* — Très employé en médecine pour l'usage externe comme astringent, etc.; sert de mordant pour la teinture des étoffes.

Fer.

Kan-tsé, *fer naturel oxydé.* — Les minerais ferrugineux sont répandus dans le Kiang-si, le Fo-kien, le Chan-si, le Tssé-tchûen, le Koûan-tong, etc. Dans la thérapeutique chinoise, le *Kan-tsé* et les autres minerais de fer s'emploient à l'état de poudre comme toniques et fortifiants.

Oû-min-ché, *oxyde de fer en petits rognons.*

Pé-che-tsé et **Tsé-ché,** *terres bolaires, argiles ferrugineuses.*

Pé-tsé-tûng, *sulfure de fer naturel, pyrite ferrugineuse.*

Ta-fan, *sulfate de fer artificiel.* — Ce sel, que j'ai vu employer une seule fois sous forme de pilules associé avec de la poudre de rhubarbe, est usité dans la teinturerie en noir. Le *Ta-fan* est apporté par le commerce étranger.

Zinc.

Tûng-tsé-nay, *zinc impur tiré d'une riche calamine.* — Cette calamine contient peu de fer et point de plomb ni d'arsenic.

Étain.

Sy, *étain métallique.* — Les mines d'étain existent dans les provinces de Kiang-si, Fo-kien, Tssé-tchûen, Kouang-tong, Yun-nañ, etc.

Antimoine.

Choû-lin-tan, *verre d'antimoine* de nos pharmacies (mélange de sulfure d'antimoine, de silice et de fer). — C'est la seule préparation antimoniale que j'aie rencontrée chez les pharmaciens chinois, qui doivent probablement se servir aussi du sulfure d'antimoine naturel. Le verre d'antimoine se prescrit sous forme de poudre comme *vomitif.*

Cuivre.

Koûn-tûng, *cuivre rouge à l'état natif.* — Le cuivre se trouve dans les provinces de Koûang-tong, de Kang-si, de Yun-nan et de Kôei-tchou.

Pé-tûng, *cuivre blanc.* — Cette espèce de cuivre ne se rencontre que dans le Yun-nan. Il a le brillant et l'éclat de l'argent lorsqu'il est retiré de son minerai *(Lord Macartney, Voyage en Chine).* A Pé-King, on fait un alliage de *Pé-tûng* avec du zinc, afin qu'il ne soit pas trop cassant, et il peut recevoir alors un très beau poli.

Tsé-lay-tûng, *cuivre qui vient de lui-même.* — Ce n'est autre chose que du cuivre rouge naturel, détaché des hautes montagnes par les pluies torrentielles, et que l'on trouve sur le sable des rivières. Les médecins attribuent aux bracelets de *Tsé-lay-tûng* la singulière propriété de préserver les bras de la paralysie.

Ché-lin, *carbonate de cuivre natif, malachite.*

Ché-toû, qui signifie *pierre-poison* (carbonate de cuivre azuré, bleu de montagne). — Cette substance provient du Yun-nan et du Tssé-tchuen, et s'administre en pilules ou sous forme de poudre.

Tûng-lin, *acétate de cuivre, vert de gris artificiel.*

OBS. — Dans les cas d'empoisonnement par les sels de cuivre, on recommande l'emploi du *fiel de porc* délayé dans de l'eau, ou mieux encore d'une certaine quantité de **Choû-yn-fen**, ou *sublimé de mercure*, divisé en petits paquets.

Plomb.

Hé-yüen, *plomb métallique.* — La poudre de plomb métallique est vantée pour combattre l'empoisonnement par l'arsenic. Nous avons vu aussi *(vins médicinaux)* qu'il servait dans les cas d'empoisonnement par la morsure du serpent doré des Chinois *(Kin-ché)*.

Les minerais de plomb sont abondamment répandus dans les provinces de Kiang-si et de Tssé-tchuen.

Yüen-tan, *bioxyde de plomb, minium.*

Koûan-fan, *carbonate de plomb artificiel, céruse.* — Les femmes chinoises se servent depuis longtemps de cette substance pour se farder.

My-to-seng, *chromate de plomb naturel*, substance que nous savons déjà être employée pour combattre le *Nio-ping* (maladie qui abat); provient du Tssé-tchuen.

Mercure.

Choûi-yn, *mercure métallique.* — On l'obtient en grillant les minerais de sulfure de mercure, qui sont répandus dans le Fo-kien, le Koûang-tong et le Koéï-tchou. Tel qu'il se trouve dans le commerce, le mercure métallique est très impur. On s'en sert toutefois dans l'industrie pour l'étamage des glaces, etc.

La médecine emploie les sels de mercure depuis un temps immémorial dans le traitement des maladies syphilitiques. Les gens du peuple mariés éprouvent toutefois une certaine répugnance pour l'usage des préparations mercurielles; ils s'imaginent que ces préparations détruisent le pouvoir génital de celui qui s'en sert, et rend l'autre sexe stérile.

Choû-tsoûn-tan, *oxyde rouge de mercure.*

Choû-cha, *sulfure rouge de mercure naturel, cinabre.*

Yn-choû et **Hoâng-tan,** *sulfure rouge de mercure artificiel, vermillon.* — C'est un produit que les Chinois ont seuls le secret de fabriquer avec une couleur inimitable dans les autres pays. Le meilleur vermillon vient de *Ma-yang,* dans le Kôeï-tchou, et de *Yn-tchou,* dans le Tssé-tchuen (d'où le nom *Yn-chou* donné quelquefois au vermillon). Le sulfure de mercure artificiel entre dans la préparation des *pilules rouges.* (Maladies syphilitiques.)

Choû-yn-fen, *sublimé de mercure, protochlorure de mercure contenant un peu de bichlorure.* — On obtient cette substance, qui porte aussi le nom de *Kin-fen,* de la manière suivante : On fait un mélange à parties égales, dans un vase de terre, de mercure métallique, d'alun et de sel marin, ces deux derniers étant, au préalable, bien pulvérisés. On recouvre le tout d'un vase renversé qui s'adapte exactement au vase inférieur, et l'on chauffe celui-ci. Le sublimé ne tarde pas à se dégager et vient se déposer sur les parois refroidies du vase supérieur. Le *Choû-yn-fen* est fréquemment employé dans le traitement des maladies cutanées et syphilitiques, de la gale, etc.

Or.

Kin, *or métallique, or en feuilles.* — L'or se rencontre souvent dans les mines du Kiang-si, du Fo-kien, et principalement dans le Tssé-tchuen. On le trouve aussi dans les mines de la Tartarie. Cet or est pâle, mou et ductile. Quelques mandarins et beaucoup de femmes du premier rang portent des bracelets de ce métal, non-seulement comme objets de luxe, mais parce qu'ils sont encore un préservatif contre une foule de maladies épidémiques.

Réduit en feuilles minces sous le marteau, l'or sert aux pharmaciens pour dorer les pilules qui ont le plus de crédit parmi le peuple du Céleste-Empire.

IIe SECTION.

MATIÈRES ORGANIQUES VÉGÉTALES.

Renonculacées.

Hô-hâng-lin, *racines d'or*, ou *racines amères de la Chine*, supposées être produites par le *Thalictrum sinense* Loureiro, *Fl. coch.* p. 423. — Loureiro dit *(loco citato)* que ces racines, qui portent encore le nom de **Chy-lin,** ou **Chôu-lin,** dans le livre de botanique *Pen-tsâo-chou*, sont excellentes pour guérir de la toux et de l'asthme; usitées aussi contre les maux de gorge, les douleurs des mamelles, etc.

Chy-lan-tsân, tiges feuillées du *Ranunculus sceleratus* Lin. — Cette plante, qui a été signalée à Hong-Kong par Bentham, *Flor. Hong-Kong*, p. 6, est abondante à Shang-haï sur les rives du Wâm-pôo, et à Tien-tsin sur les sables humides du Pei-hô.

Pé-to-hoâng, fleurs et racines de l'*Anemone japonica* Siebold et Zuccarini, *Flor. jap.*

Chy-yo, *plante qui donne la joie;* racines de la pivoine en arbre, *Pœonia moutan* Sims. — Ces racines sont considérées comme étant antinévralgiques et emménagogues.

Môu-tan-hôa, fleurs du *Pœonia moutan* Sims. — La pivoine Moutan, que les Chinois appellent encore *Hôa-hôang*, c'est-à-dire la *reine des fleurs*, est une des plantes les plus recherchées et les plus estimées comme plante d'ornement.

Magnoliacées.

Pa-Kiôh, feuilles et fleurs de la badiane des Indes, *Illicium anisatum* Lin. — Les fruits ou *anis étoilé* du commerce **Ta-lien-tzé,** sont employés par les Chinois comme toniques, stimulants, etc. On s'en sert en infusion ou décoction contre les névroses des fonctions digestives et respiratoires, et aussi contre les douleurs rhumatismales.

Yû-lan-hôa, fleurs du *Magnolia obovata* Wild.; *M. purpurea* Curtis. — On distingue deux sortes de fleurs de *Yû-lan :* les doubles et les simples. On en connaît également à fleurs blanches produites par le *Magnolia pumila* Andrew.

Han-tsin-hôa, fleurs non épanouies du *Magnolia fuscata* Andrew. — Ces fleurs et les précédentes s'emploient en infusion. (Phlegmasies des membranes muqueuses.)

Ménispermées.

Kin-nin, racines ayant beaucoup d'analogie avec celles de Colombo, *Cocculus palmatus* Dec.

Obs. — J'ai rencontré une seule fois ces racines dans une pharmacie de Yan-taï (Chan-tong). Elles se trouvaient en petits fragments circulaires, de couleur jaune-pâle, et avaient un goût très amer. J'ai lieu de croire qu'elles sont produites par le *Cocculus palmatus*, et d'autant plus que les racines de Colombo, qui sont apportées à la Chine par le commerce étranger, y jouissent d'une grande réputation, à cause de leurs propriétés toniques.

Berbéridées.

Tchang-yû, fruits d'un *Berberis* ....., probablement le *B. vulgaris* Lin. (Propriétés astringentes.)

Nymphéacées.

Lien-hôa, fleurs du *Nelumbium speciosum* Wild.; *Nymphea nelumbo* Lin.

Obs. — Cette magnifique plante, qui se rencontre en abondance dans les marécages des environs de Shang-haï, est connue dès la plus haute antiquité. Les docteurs de la secte *Taô-Tssé* l'ont rangée parmi les plantes qui entrent dans le *breuvage de l'immortalité*. On a longtemps supposé que le nélumbo de la Chine était le *Lotos sacré* des Grecs.

Les médecins chinois prescrivent dans la plupart de leurs remèdes composés quelqu'une des parties de cette plante. Les rhyzomes et les graines du nélumbo sont alimentaires et fortifiants ; les feuilles et les fleurs, à qui l'on attribue des propriétés astringentes, sont usitées dans le traitement des diarrhées et de quelques phlegmasies internes, et aussi pour arrêter les vomissements.

Lien-hôa-kang, pétioles des fleurs du nélumbo.

Tien-lien-tzé, capsules fructifères avec les graines de cette même plante.

Lien-tzé, graines extraites des capsules. — Les graines portent à Shang-haï le nom de *Noû-fa* (remarquable analogie avec notre mot *Nuphar*). On les sert sur toutes les tables des mandarins et des riches négociants.

Neoû, rhyzomes cuits à l'eau, servant à la nourriture du peuple.

Kin-lien-hôa, variété à fleurs jaunes du *Nelumbium speciosum* Wild. — Le suc du nélumbo a été recommandé pour arrêter la dyssenterie. Les feuilles incisées et séchées de cette plante sont quelquefois mêlées à celles du tabac pour l'adoucir et en tempérer les propriétés narcotiques.

Papavéracées.

Yng-choû-hôa, fleurs et capsules du pavot cultivé, *Papaver somniferum* Lin. — L'infusion en est prescrite comme calmante dans toutes les phlegmasies internes ou externes.

Yng-choû-tzé, graines de pavot.

Obs. — M. Dabry nous a fait connaître la singulière propriété qu'auraient ces graines d'empêcher de grossir les poulets qui en mangeraient.

Min-yang, ou *parfum des affligés*. — Extrait d'opium préparé avec l'opium brut des Indes, et que l'on fume presque généralement aujourd'hui dans toute la Chine.

En cas d'empoisonnement par l'opium, les médecins recommandent les remèdes suivants :

1° Boire tiède une solution de sulfate de fer ou d'alun;

2° Boire tiède du sang de canard;

3° Matières fécales torréfiées et délayées dans une tasse d'eau.

Fumariacées.

Ti-ting, fumeterre commune, espèce bien voisine du *Fumaria officinalis* Lin. — La plante fraîche sert en application sur les tumeurs charbonneuses.

Crucifères.

Pé-kiaï-tzé, graines du *Sinapis brassicata* Lin. — S'emploient en poudre pour faire des sinapismes.

Pé-tsaï-tzé, graines du chou de la Chine, *Brassica sinensis* Lin. — Cette espèce de chou, qui ne pomme jamais en Chine, est cultivé en grand dans toutes les provinces septentrionales, et les habitants en font une consommation presque incroyable. Ces graines ont les mêmes propriétés que les précédentes.

Lo-pé, raifort cultivé, *Raphanus sativus* Lin. — On se sert de l'épiderme des racines de raifort pour l'appliquer sur les tempes dans les cas de céphalalgie *(Téoû-tong)*. Les graines sont usitées contre les maux de dents, et passent pour être diurétiques.

Silénées.

Ti-tsou-hôa, fleurs et sommités fleuries du *Dianthus sinensis* Lin.

To-koû-tsaô, sommités fleuries d'un *Gypsophila* très voisin du *G. paniculata* Ait. — Cette dernière espèce, que nous rapportons au *G. paniculata* Ait., est abondante sur les collines incultes des environs de Yan-taï, dans le Chan-tong.

Linées.

Koû-ma-tzé, semences de lin, *Linum usitatissimum* Lin. — Le lin est cultivé dans la province de Yun-nan, non pas comme plante textile, mais pour ses graines, dont on retire une huile **Koû-ma-tzé-yéoû**, employée dans l'industrie et la pharmacie.

Guttifères.

Hoâng-lô, gomme-gutte produite par le *Garcinia cambogia* Gœrtn.; *Cambogia gutta* Lin. et autres arbres de la même famille. — Les médecins chinois se servent de la gomme-gutte comme drastique et émétique. Ils en retirent de bons effets dans l'anasarque, et ils la prescrivent pour détruire quelques entozoaires intestinaux, tels que l'ascaride lombricoïde et le tœnia. Loureiro dit qu'en faisant macérer la gomme-gutte dans du vinaigre, on lui enlève ses propriétés émétiques.

Ternstrœmiacées.

Tcha-hôa, c'est-à-dire *fleur de thé,* fleurs du *Camellia sasanqua* Thumb. (*Fl. jap.*, 273). — Les graines de cet arbuste sont oléagineuses.

Tcha-yéoû, huile fixe retirée des graines du *Thea oleosa* Lour. *Fl. coch.* 414. — Cette huile, d'une saveur très douce, est recherchée pour la préparation des pommades et des huiles médicinales. Elle trouve aussi un emploi fréquent dans l'économie domestique.

Tcha est le nom donné aux feuilles du *Thea sinensis* Sims., qui comprend les deux espèces de Linné, *Thea bohea* et *Thea viridis*.

Obs. — Le thé croît à l'état spontané dans les terrains secs et montagneux des provinces de Fo-Kien et de Kian-nan. Les Chinois ne font usage que des feuilles de thé noir, *Vou-y-tcha,* et ils donnent tous leurs soins à la préparation des divers thés du commerce, dont les plus estimés sont nommés *Song-lô-tcha, Pa-maô-tcha, Lôu-n'gan-tcha* et *Poû-eul-tcha.*

Le **Song-lô-tcha** provient d'une contrée montagneuse *Song-lô,* dans le Kian-nan. C'est le thé vert du commerce européen, dont le thé *Haï-swen* est une des meilleures variétés. Ce thé est employé en infusion par les Chinois comme étant un excellent remède préservatif dans la plupart des maladies pestilentielles.

Le **Voû-y-tcha** est le thé noir universellement employé dans tout l'empire chinois; il provient du Fo-Kien. Son infusion est plus suave au goût que celle du *Song-lô-tcha,* et on lui attribue les propriétés de reconstituer le sang et de rétablir les forces épuisées à la suite d'excès de toute sorte.

Le **Pa-mâo-tcha,** ou thé impérial, est plus estimé que le

Vou-y-tchà; il est composé avec les feuilles récoltées sur les jeunes arbrisseaux du thé *Vou-y*, et rappelle par sa couleur et son arôme le *thé noir à pointes blanches* du commerce. Ce thé est destiné, en Chine, à l'usage de l'Empereur et de sa cour; il ne s'en exporte qu'une petite quantité.

Le **Loû-n'gan-tcha** doit son nom à la ville de *Loû-n'gan-tchéôu,* qui en fait un commerce considérable. C'est un thé vert qui ne diffère en rien du *Song-ló,* sauf ses qualités qui lui sont peut-être inférieures.

On retire du village *Pou-eul*, dans le Yun-nan, le thé nommé **Pou-eul-tcha.** Celui-ci se présente sous forme de masses comprimées tantôt carrées, tantôt roulées comme certaines feuilles de tabac exotique. Il se vend à très bon marché, et son usage est fort répandu dans le Yun-nan et le Kôei-tchou. Son infusion n'est point âpre au goût et ne possède ni parfum, ni saveur agréables. On se sert de l'infusé du *Poû-eul-tcha* contre les diarrhées opiniâtres.

Bien souvent, le thé est aromatisé avec les fleurs sèches du **Lan-hôa** (*Olea fragrans* Lin.); on le colore aussi en brun avec une infusion aromatique de fleurs de **Chû-lan** (*Chloranthus inconspicuus* Lin.). Le thé ainsi coloré et aromatisé porte le nom de *Chû-lan-tcha.*

J'ai eu l'occasion de visiter plusieurs fois à Shang-haï une des fabriques les plus importantes où se manipulent les feuilles de thé, et j'ai remarqué qu'on y désignait les feuilles de thé du nom de leurs provenances. Voici les noms et les prix des meilleurs thés que l'on pouvait se procurer dans cette fabrique :

0k450g **La-oû-tzô**, thé vert à petits grains presque sphériques, 4 fr.

Id. **Oû-tzô,** thé noir foncé très aromatique, 2 fr. 70 c.

Id. **Pa-maô-tcha**, ou *thé impérial;* c'est un thé imitant bien ce dernier, 2 fr. 35 c.

Ces trois sortes de thé provenaient du district de *Oû-tzo,* dans la province de Fo-kien.

Malvacées.

Klaï-kang, racines analogues à celles de guimauve. Seraient-elles produites par l'*Althea officinalis* Lin. ?

Foû-yong-hôa, fleurs d'*Hibiscus rosa-sinensis* Lin.; l'écorce de cette plante porte le nom de *Foû-yong-pi.*

Môu-kin-hôa, fleurs d'*hibiscus syriacus* Lin.

Ma-yè, feuilles d'un *Sida;* abondant sur les sables du littoral à *Tché-fou*, dans le Chan-tong, et cultivé comme textile.

Obs. — La décoction des feuilles, fleurs et racines des malvacées qui précèdent, est généralement employée comme émolliente, etc. On attribue ces mêmes propriétés au **Môu-hôa**, enveloppe extérieure du fruit du *Bombax ceiba* Lin.

Mien-hôa, fleurs du cotonnier, *Gossypium herbaceum* Lin.

Obs. — Le cotonnier est cultivé en grand autour du Shang-haï pour le produit particulier (le coton) qui entoure ses graines. On retire de celles-ci, nommées **Mien-tzé**, une huile à saveur douce, recherchée dans le pays pour l'usage de la pharmacie et l'économie domestique.

Sterculiacées.

Oü-tông-tchû, *Sterculia platanifolia* Lin.; *Firmiana platanifolia* Br. *in Plant. Jav. rar.* 235. — Les feuilles et l'écorce de cet arbre sont diurétiques et diaphorétiques; les graines sont oléagineuses. Le *Sterculia platanifolia* est un grand arbre propre aux régions septentrionales et centrales de la Chine.

Tiliacées.

Tang-ti-hôa, fleurs de *Corchorus japonicus* Thumb. *Fl. jap.* — Ces fleurs, séchées et pulvérisées, sont un remède vanté contre les hémorrhoïdes et l'épistaxis.

Hippocastanées.

Lo-lo-tzé, fruits du marronnier de l'Inde, *Œsculus hippocastanum* Wild.

Méliacées.

Tchang-mo-tzé, fruits de l'azédarach, *Melia azedarach* Lin., arbre répandu autour des habitations rurales, et qui résiste aux froids les plus rigoureux.

La décoction des feuilles et de la racine de l'azédarach, nommé aussi **Tsoûn-lien**, est anthelmintique. Les feuilles fraîches incisées sont quelquefois appliquées sur les ulcères de mauvaise nature et les parties du corps atteintes de lèpre. On retire des fruits du *Tchang-mo* une huile fixe et purgative.

D'après Loureiro, les médecins se servent de la décoction de ces fruits pour détruire les vers intestinaux, mais ils recommandent auparavant de les faire bouillir dans du vin, afin d'en atténuer les propriétés suspectes.

Sapindacées.

Li-tchi, fruits de l'*Euphoria litchi* Desf.; *Nephelium litschi* Camb., *Mém. sapind.* 30; Miq. *Fl. néd. Ind.* I, p. 555.

Obs. — Le *Li-tchi* est un arbuste répandu dans le Fo-kien, le Kang-si et le Kouâng-tong, où il est cultivé pour ses fruits, qui sont très estimés et servis quelquefois avec l'infusé de thé auquel ils communiquent un goût légèrement acide. Les Chinois préfèrent de beaucoup ce goût à celui du sucre, surtout dans cette boisson. L'écorce extérieure de ces fruits, nommée **Li-tchi-ho,** est employée en poudre ou en décoction comme astringente.

Long-yen, qui signifie littéralement *œil de dragon,* s'applique aux fruits de l'*Euphoria longana* Lamk; *Nephelium longana* Cambess. *loc. cit.,* arbuste originaire des provinces méridionales de la Chine.

La pulpe du **Long-yen** est acide, et son enveloppe, de couleur jaunâtre, est usitée comme astringente.

Aurantiacées.

Houam-pi, fruits du *Cookia punctata* Retz; Wrigt et Arn. *Prod. fl. pen. Ind.* I, p. 95; *Cookia Wampi* Blanco, *Fl. de las Filipp.* 358; *Clausena wampi* Oliver in Benth. *Fl. Hong-Kong.* — Le *Wampi* est un arbre cultivé à Hong-Kong et dans toute l'Asie tropicale; il produit des fruits nommés dans le commerce européen *Chinois,* et dont il se fait une exportation considérable, sous forme de conserve, dans du sirop de sucre ou de miel.

Hian-yüen, fruits du *Citrus decumana* Lin., nommés vulgairement *Pamplemousses de l'Inde*. — On les rencontre tantôt à pulpe douce et tantôt à pulpe acide.

Tsem-kan, fruits du *Citrus nobilis* Lour. *Fl. coch.* p. 569. — L'écorce de ce fruit a une saveur douce et suave, la pulpe en est sucrée.

Kiû-kan-tzé, fruits du *Citrus aurantium* Lin.; oranges douces de la Chine, oranges mandarines.

La pulpe en est prescrite comme antiscorbutique, l'écorce comme tonique et stimulante, sous le nom de **Kiû-kong**.

Les médecins prescrivent beaucoup plus souvent l'écorce que le fruit lui-même, et ils ne permettent l'usage de ce dernier que lorsque ce fruit a été ramolli sous la cendre chaude et mêlé à une petite quantité de sucre.

Kiû-yè, feuilles sèches d'oranger.

Kiû-yè-tzé, fruits cueillis verts et desséchés du *Citrus aurantium*.

Ki-ûhô, graines torréfiées de diverses espèces de *Citrus*.

Tsem-pi-kiû, fruits du limonier, *Citrus medica* Lin., à pulpe très acide. On se sert aussi pour l'usage de la pharmacie du **Fan-kiû**, ou *citron digité*, variété très curieuse du limonier. Ce fruit se partage vers la partie moyenne en cinq lanières allongées, irrégulièrement subcylindriques et acuminées à leur extrémité.

Ampélidées.

Poû-tâo-tzé, raisins secs produits par le *Vitis vinifera* Lin., et dont il se fait une grande consommation dans tout l'Empire à cause de ses propriétés béchiques.

Oxalidées.

Tsian-tsâo-yè, *Oxalis corniculata* Lin.; Lour. *Flor. coch.* 350; Benth. *Flor. Hong-Kong*. p. 56. — La plante entière est usitée à l'état frais comme antiscorbutique.

Rutacées.

Tsan-tsâo, sommités fleuries du *Ruta angustifolia* Lin.? — C'est probablement le *Ruta chalepensis* Lour. *Fl. coch.* an Lin.? que Loureiro *(loco citato)* dit être *Culta in hortis Cochinchinæ et Chinæ.*

Pour les Chinois, la rue jouit de propriétés emménagogues; on s'en sert également dans le traitement de l'hystérie et de l'épilepsie.

Zygophyllées.

Kiè-ly-tzé, graines du *Tribulus terrestris* Lin. — Cette plante, que j'ai trouvée communément sur les sables du littoral près de Yan-taï (Chan-tong), possède une certaine réputation médicamenteuse.

Les graines sont usitées comme astringentes et antidyssentériques. Pulvérisées, elles passent pour arrêter plusieurs hémorrhagies, celles du nez par exemple. La décoction de ces graines entre dans la confection de quelques gargarismes contre les stomatites, laryngites, etc.

Tsan-kiaï et **Hoâng-liû**, feuilles et racines du *Fagara piperita* Lin., *Xanthoxylum piperitum* Dec. — Les feuilles fraîches pilées peuvent servir de cataplasmes vésicants; les racines sont usitées comme emménagogues et fébrifuges dans les cas de fièvres passagères. On les dit aussi excellentes contre le lumbago et autres névralgies rhumatismales.

Rhamnées.

Kin-tsâo-tzé, fruits de jujubier à saveur douce et sucrée, *Rhamnus jujuba* Lin., *Zizyphus jujuba* Lamk. — Les jujubes sont employées comme béchiques.

Kin-koûan-tzé, fruits de jujubier à saveur acide et astringente, *Rhamnus zizyphus* Lin., *Zizyphus vulgaris* Lamk. — Ce dernier jujubier, originaire du Bengale, est naturalisé en Chine et en Cochinchine. Il produit de grosses jujubes aigres, de couleur dorée, qui sont très recherchées.

Ché-lûm, racines de *Rhamnus lineatus* Lin.; *Berchemia lineata* Dec. *Prod.* 2, 25, arbrisseau assez commun dans les provinces centrales et méridionales. Ces racines, d'après Loureiro, sont employées en décoction comme diurétiques; elles seraient surtout efficaces dans quelques hydropisies.

Ché-Kin-tzé, fruits de l'*Hovenia dulcis* Thumb. *Fl. jap.* — Prescrits quelquefois dans les empoisonnements par les liqueurs alcooliques.

Térébinthacées.

Tsi-chû, arbre au vernis nommé aussi **Nin-tching**, *Rhus succedanea* Lin.; Dec. *Prod.* 2, 68.

Obs. — L'arbre au vernis croît dans les provinces de *Kiang-si* et *Tssé-tchûen*, en Chine; celles de *Fi-go* et *Ja-ma-to*, au Japon, et dans quelques localités des Indes-Orientales. La gomme-résine **Tsi** provient d'incisions faites au tronc des arbres qui ne sont pas âgés de plus de trois ans, et que l'on recueille pendant l'été au moyen de coquilles placées à la base de chaque incision. Le contact de cette gomme-résine avec la peau est très dangereux, et les ouvriers qui en font la récolte s'en préservent en se frottant les mains, les bras et le visage avec de l'huile de sésame ou de ricin. Le vernis est purifié en le passant à travers des toiles; les résidus sont usités par les pharmaciens pour la préparation de quelques onguents et emplâtres.

Kâ-lô-hiang, encens mâle, et **Yün-hiang**, encens femelle, produits résineux du *Bosweillia thurifera* Roxb., *Fl. ind.* — Arbre propre aux régions montagneuses des Indes-Orientales.

L'encens est apporté par le commerce étranger; il en est de même de la myrrhe, **Mô-hio**, gomme-résine produite par le *Balsamodendron myrrha* Nées d'Esemb.

Légumineuses.

Kan-tzâo, racines de réglisse, probablement celles du *Glycyrrhiza echinata* Lin.; Lour. *Fl. coch.* 543, plante répandue dans les provinces du nord de la Chine.

Ces racines, semblables pour les caractères extérieurs à celles du *Glycyrrhiza glabra* Lin., du midi de l'Europe, sont employées, *privées de leur écorce*, dans les maladies inflammatoires de la gorge et des bronches. On s'en sert également en décoction dans quelques névroses des fonctions respiratoires : l'asthme, l'angine, etc.

Tsian-téoû-tzé, semences du *Phaseolus minimus* Roxb. *Fl. ind.* III, p. 291, et du *Ph. mungo* Lin. — Ces plantes sont cultivées partout; les graines, torréfiées et pulvérisées, passent pour être résolutives et diurétiques.

Hoâng-téoû, semences du *Dolichos soja* Lin. — Fréquemment cultivé dans quelques provinces centrales.

Obs. — Avec ces graines et celles du *Dolichos purpureus* Lin. **Pien-téoû-tsé**, les Chinois confectionnent une espèce de vrai fromage végétal. Pour cela, les graines des légumineuses sont réduites en bouillie par la cuisson; le décocté est passé, et l'on fait coaguler la caséine végétale par l'addition d'une eau acidulée. Le coagulum se traite comme celui du lait précipité par la présure; on presse la masse pour en séparer les parties liquides et on la met dans des formes après y avoir incorporé une certaine quantité de sel marin. Le fromage ainsi obtenu a l'odeur et le goût du fromage préparé avec le lait; il se vend dans les rues des grandes villes sous les noms de *Taô-hoû* et de *Taô-fâo*. (Dr Itier, *Relation sur la Chine.*)

Toûn-yè-tzé, graines d'*Erythrina corallodendron* Lin. — Ces graines, réunies en forme de chapelet ou de collier, sont un préservatif dans quelques maladies pestilentielles. La décoction de l'écorce de l'arbre est dit-on excellente dans le traitement des fièvres intermittentes. D'après Loureiro, les feuilles fraîches pilées et appliquées sur les ulcères cutanés amènent rapidement leur guérison; on les dit aussi odontalgiques.

Les graines de l'*Abrus precatorius* Lin., Wr. et Arn. *Fl. pen.* **Hong-tsian-tzé**, se trouvent dans toutes les pharmacies. Portées sous forme de collier, elles sont également un préservatif dans certaines maladies épidémiques.

Hoâi-hôa, fleurs de sophora du Japon, *Sophora japonica* Lin.; Dec. *Prod.* II, p. 95. — Cet arbre, introduit à la Chine depuis plusieurs siècles, y est aujourd'hui complètement acclimaté et résiste aux hivers les plus rigoureux. Les médecins attribuent à l'infusion du *Hoâi-hôa* la propriété de guérir la blennorrhagie simple. Les fleurs fraîches de sophora, pilées et mêlées avec de la chaux vive et de l'huile, forment un remède souvent appliqué sur les tumeurs charbonneuses. On se sert des fleurs de sophora pour la teinture en jaune du papier et des étoffes de soie ou de coton.

Hoâi-tzé, graines de sophora du Japon. — Ces graines constituent un remède dont on retire des effets merveilleux. On fait sécher à l'ombre, pendant cent jours, les graines mûres du sophora recouvertes d'une légère couche de *fiel de bœuf*, et l'on en prend ensuite une chaque jour après le repas principal. Les médecins assurent qu'après un usage fréquent de ces graines, la vue se raffermit, les hémorrhoïdes disparaissent, et les cheveux qui sont devenus blancs reviennent à leur couleur primitive.

Koû-tsèn, racines du *Robinia amara* Lour. *Fl. coch.* 556. — La poudre de ces racines, qui sont fort amères, s'administre, sous forme pilulaire, comme tonique et antidiarrhéique. Il faut avoir le soin de faire macérer au préalable ces racines dans du vinaigre et de les faire légèrement torréfier, afin de leur enlever leur saveur nauséeuse. (Lour. *loc. cit.*)

Tsâo-kiâo, siliques de tamarinier, *Tamarindus indica* Lin. — Le tamarinier, originaire des Indes, est cultivé dans tous les jardins de la Cochinchine. Le décocté des siliques est employé comme purgatif dans le traitement des fièvres pernicieuses, et chez les enfants dans le cas de variole confluente.

Tchang-kô-tzé, *arbre aux fruits longs*. — Ces fruits sont attribués à un *Cassia* (Grosier, *Descript. de la Chine*), arbre qui croît spontanément dans le Yun-nan, non loin du royaume d'Ava. Ses siliques sont beaucoup plus allongées que celles du *Cathartocarpus fistula* Nées. La pulpe intérieure est purgative.

Kin-hiâng, ou **Nan-kiang**, bois d'aloès produit par l'*Aleoxylum agallochum* Lour. *Fl. coch.* 327, arbre des régions montagneuses de la Cochinchine.

Le bois d'aloès est très estimé des populations asiatiques et principalement des Chinois, qui le font entrer dans une foule de préparations pharmaceutiques. On lui attribue des propriétés toniques, stimulantes et aphrodisiaques. La poudre s'emploie contre les vomissements et les gastro-entérites.

Kiét-sâo, siliques du *Mimosa fera* Lin., employées en poudre comme purgatives et sternuatoires.

Loû-koûei, cachou extrait des feuilles et des jeunes rameaux de l'*Acacia cathecu* Wild., arbre des Indes-Orientales.

On emploie le cachou, qui est apporté par le commerce, comme un astringent efficace dans les diarrhées opiniâtres et la dyssenterie.

Hôa-tsan-tzè, semences d'arachides, *Arachis hypogea* Lin. Var. *Asiatica; A. asiatica* Lour. *Fl. coch.* 523. — L'arachide d'Asie est cultivée en grand en Chine, en Cochinchine et au Japon, pour ses semences dont on retire par expression une huile fixe nommée **Hôa-tsan-yeôu**. L'huile d'arachides trouve un fréquent emploi dans la pharmacie, l'économie domestique et les arts industriels.

Amygdalées.

Tâo-gin-tzé, noyaux des fruits de pêcher, *Persica vulgaris* Mill.; *Amygdalus persica* Lin. — Les noyaux de pêches, dont on se sert beaucoup dans la pharmacie chinoise, passent pour être emménagogues et résolutifs.

Hin-hô gin, amandes amères retirées des fruits d'abricotier, *Armeniaca vulgaris* Lin., ou de l'amandier commun,

Amygdalus communis Lin. — Très fréquemment usitées, après avoir subi une légère torréfaction, comme diurétiques et emménagogues. Les médecins prescrivent aussi les amandes amères pour guérir de la toux.

Dans le cas d'empoisonnement par les amandes amères, on fait boire un infusé très chaud d'écorces d'abricotier (**Hin-pi**).

Rosacées.

Fan-pé-tsâo, tiges feuillées et sommités fleuries d'un *Potentilla* de haute taille, *P. pectinata* Don. Ce *Potentilla,* qui est voisin du *P. pensylvanica* Lin., croît dans les pâturages du littoral à Yan-taï. (Propriétés astringentes douteuses.)

Tsa-la-koûng-tzé, fruits du *Rosa indica* Lin., arbuste cultivé dans tous les jardins de la Chine.

Ces fruits, un peu acides et astringents, sont vendus sur les marchés après avoir été plongés dans du sirop de sucre bouillant.

Nan-tsian-hôa, fleurs sèches d'un *Rosa,* voisin du *R. gallica* et abondant sur les rochers maritimes autour de la baie de Yan-taï. (Usitées comme astringentes.)

Pomacées.

Tsen-pi-tzé, fruits du néflier du Japon, *Eriobotrya japonica* Lindley; *Mespilus japonica* Thumb. *Fl. jap.* 206. — Ces fruits sont acidules et astringents.

Obs. — On les nomme encore **Pi-Po,** d'où leur nom *bi-bass* donné par les Européens. Ils sont loin de valoir le **Ché-tzé,** autre fruit bacciforme produit également par un *Eriobotrya*..... arbre de moyenne taille cultivé autour de Shang-haï. Le *Ché-tzé,* ou *Ché-tchôu* ressemble par sa forme et sa couleur à une grosse tomate qui serait aplatie sur la partie calycinale. L'intérieur est rempli d'une pulpe sucrée et agréable au goût, au milieu de laquelle se trouve une ou deux graines le plus souvent avortées. Desséché au soleil ou au four, le *Ché-tzé* se conserve facilement comme la plupart de nos fruits secs (raisins, prunes, figues), et, sous cette forme, il est souvent prescrit en décoction dans les maladies inflammatoires des organes de la respiration.

Le calice persistant nommé **Ché-pi** possèderait des propriétés astringentes.

Granatées.

Hân-lieou-pi, écorces de grenades produites par le *Punica granatum* Lin., arbuste cultivé autour des pagodes et dans tous les jardins.

La pulpe acide qui enveloppe les graines est diurétique; l'écorce du fruit est employée en décoction dans le traitement de la dyssenterie, des diarrhées, etc. La poudre de ces écorces jouit de la propriété d'arrêter les hémoptysies et autres hémorrhagies, propriété qui serait également partagée par les fleurs sèches de grenadier, **Hân-lieôu-hôa.**

Ché-lieou-pi, racines de grenadier. — Les racines munies de leur écorce étant incisées en petits fragments, sont mises à infuser dans du vin. Cet infusé est prescrit pour détruire les vers intestinaux *Tchong-ping* (tœnia, ascarides lombricoïdes, etc.).

Myrtacées.

Hân-ting-Hian, clous de girofles, fleurs non épanouies du giroflier, *Caryophyllus aromaticus* Lin., arbre cultivé dans la Malaisie et les Moluques.

Moû-ting-Hian, fruits du giroflier. — La poudre des fleurs et des fruits du giroflier entre dans toutes les préparations pharmaceutiques qui sont réputées stimulantes et aphrodisiaques.

Onagrariées.

Lin-kio, fruits du *Trapa bicornis* Lin. *Suppl.; T. chinensis* Lour. *Fl. coch.* 109. — La mâcre, ou châtaigne d'eau de la Chine, est abondamment répandue dans quelques lacs et marécages des provinces centrales et méridionales, et ses fruits servent à l'alimentation d'une grande partie des habitants de ces contrées. Le *Lin-kio* est agréable à manger, si on prend surtout la précaution de le faire cuire dans du sirop de sucre.

Haloragées.

Foû-ping-tsé, *Myriophyllum spicatum* Lin. — Cette plante est commune dans tous les marécages autour du Shang-haï. Il est probable que ses propriétés thérapeutiques sont imaginaires.

Mélastomacées.

Pe-yé-Hông, feuilles de *Melastoma macrocarpum* Don.; Dec. *Prod.* 3, 145; Benth. *Fl. Hong-kong.* 113; Naudin, *Ann. Sc. nat.* 3e série, v. 13, 281. — La famille des mélastomacées est représentée en Chine par plusieurs espèces signalées par Bentham dans sa *Flore de Hong-kong*. En médecine, on se sert des feuilles et des sommités fleuries comme astringentes dans le traitement de la leucorrhée et des gastro-entérites.

Tamariscinées.

Chôu-nan-lieôu, tiges feuillées et sommités fleuries du *Tamarix sinensis* Lour. *Fl. coch.* 228. — Arbuste commun sur les sables des rives du Pei-hô, à Tien-tsin. (Propriétés astringentes.)

Cucurbitacées.

Ki-tong-koûa, racines de bryone produites probablement par le *Bryonia hastata* Lour., plante indiquée comme spontanée autour du Can-tong. (Propriétés purgatives?)

Si-koûa-tzé, semences noires de pastèque, *Cucurbita anguria* Duch.; *C. citrullus* Lin. — Les graines rouges de cette espèce portent le nom de **Tong-koûa-tzé.**

Les graines des cucurbitacées sont, en général, employées comme diurétiques. On trouve dans toutes les pharmacies les graines suivantes :

Nan-koûa-tzé, graines torréfiées de *Cucurbita melopepo* Lin.

Hô-lô-tzé, graines de diverses variétés de *Cucurbita lagenaria* Lin.

Kan-koûa-tzé, graines de melon, *Cucumis melo* Lin.

Koû-koûa, fruits verts du *Momordica charantia* Lin.; Déc. *Prod.* 2, 301; Benth. *Flor. Hong-kong*. 125. — Les fruits du *Momordica charantia* perdent leur amertume par la coction et sont conservés dans du vinaigre; on les emploie comme toniques.

Portulacées.

Ma-chi-yè, *Portulaca oleracea* Lin.; Lour. *Fl. coch.* 359; Benth. *Fl. Hong-kong*. 127. — On se sert de la plante entière fraîche comme émolliente; le suc mêlé à de la chaux aurait la propriété de résoudre les tumeurs charbonneuses. La décoction des graines serait un excellent diurétique.

Saxifragées.

Hô-n'gi-tsaô, *Saxifraga sarmentosa* Lin. *Suppl. syst.* 240; Thumb. *Fl. jap.* 182. — Cette élégante saxifrage, qui croît spontanément dans les lieux montagneux de la Chine méridionale, est cultivée dans les rocailles de tous les jardins plutôt comme plante d'ornement, que pour ses qualités thérapeutiques, qui sont peut-être imaginaires. On la dit astringente.

Tchang-kan, racines du *Dichroa febrifuga* Lour. *Fl. coch.*, 369; Benth. *Fl. Hong-kong*. 128; *Cyanitis sylvatica* Blume; Dec. *Prod.* IV. p. 6. — Le *Dichroa febrifuga*, que l'on trouve spontané à Hong-kong et dans le sud de la Chine, fournit à la matière médicale l'un des meilleurs fébrifuges de l'Asie intertropicale. On emploie avec succès les racines soit sous forme de poudre à l'intérieur, soit en décoction pour combattre les fièvres rémittentes, ainsi que les fièvres intermittentes symptomatiques ou pernicieuses, qui sont fréquentes dans les climats chauds. Loureiro assure que la décoction des feuilles de cet arbre est purgative.

Ombellifères.

Kin-tsaï, racines d'ache, *Apium graveolens* Lin. (Propriétés toniques et stimulantes.)

Kouei-tsin, ou **Nin-tsin**, racines de *Ninsi*, *Sium sisarum* var. *Ninsi* Lin.; Pers. *Syn.* I, p. 316; Lour. *Fl. coch.* 223. — Originaire de la Corée, et fréquemment cultivé dans le sud de la Chine pour ses racines, qui sont un des toniques les plus recherchés. Les feuilles sèches et les semences de *Ninsi* sont également usitées dans la pharmacie chinoise.

Kouei-hiang, semences de fenouil, *Fœniculum officinale* Gœrtn.; *Anethum fœniculum* Lin.; Thumb. *Fl. jap.* 120; Lour. *Fl. coch.* 226. — La plante entière est diurétique, tonique, anticéphalique. Les semences passent pour stimulantes, et sont journellement employées comme condiment culinaire.

Tông-kouan, racines à odeur fortement aromatique et pénétrante, attribuées à l'*Athamanta chinensis* Lin.; Lour. *Fl. coch.* 222. — On dit ces racines aphrodisiaques; les semences **Kouan-tzé** sont stimulantes et emménagogues.

N'go-houei, gomme-résine *assa fœtida*, produite par les *Ferula persica* Wild. et *F. assa-fœtida* Lin. — La gomme-résine *assa-fœtida*, dont j'ai trouvé des échantillons dans deux pharmacies de Tien-tsin, est introduite depuis longtemps à la Chine par le commerce des Indes-Orientales. (Propriétés antispasmodiques.)

Tchuen-hong, racines attribuées à une ombellifère du genre *Angelica* ou *Imperatoria*, des lieux montagneux de Tché-fow dans la province de Chan-tong. (Propriétés stimulantes.)

Hong-lô-pé, racines desséchées ou torréfiées de la carotte commune, *Daucus carota* Lin.; Thumb. *Jap.* 117. (Propriétés diurétiques.)

Hong-yû-tzé, semences de coriandre, *Coriandrum sativum* Lin.; Lour. *Coch.* 225; Benth. *Fl. Hong-K.* 135. — La coriandre est cultivée dans presque tous les jardins pour l'usage culinaire. A Shang-haï et à Tien-tsin, on lui substitue le cerfeuil nommé **Hong-kin-yû** (*Anthriscus cerefolium* Lin.). Les semences de coriandre et de cerfeuil entrent dans les préparations médicinales stomachiques et stimulantes.

Araliacées.

Gin-seng, ou *vie de l'homme*, est le nom donné depuis un temps immémorial aux racines du *Panax quinquefolia* Lin.; Michaux, *Fl. Trew-Ehr.* p. 256; Pers. *Syn.* I, p. 298, plante originaire du Canada et des lieux montagneux et boisés de la Tartarie, de la Mongolie, de la Mantchourie, de la Corée et du Japon.

Obs. — Les racines *Gin-seng*, dont le nom signifierait aussi, d'après les missionnaires de Pé-King, *cuisses de l'homme*, à cause de la bifurcation des deux racines principales, sont considérées par les médecins chinois comme étant un remède infaillible dans presque tous les cas désespérés. J'ai fait connaître au commencement de cet Essai les moyens employés pour récolter cette plante, dont le produit appartient de droit à l'Empereur.

Quoique j'aie lieu de croire exagéré l'envoi de dix mille hommes, pour rechercher chaque année dans la Tartarie la plante *Gin-seng*, il n'en est pas moins vrai que ces racines sont excessivement chères, et qu'elles se vendent en ce moment à Shang-haï et à Tien-tsin de 350 à 400 fr. le kilogramme.

Les médecins estiment fort peu les racines du *Panax quinquefolia* provenant du Canada et autres contrées étrangères. Le vrai *Gin-seng* est, dit-on, un stimulant et un aphrodisiaque par excellence. C'est lui qui sert à réparer les forces du corps et de l'esprit, et même à prolonger la vie des vieillards épuisés.

Gin-seng-san-ki, racines du *Panax quinquefolia* provenant de la Corée, du Japon ou du Canada. — Ces racines ont la plus grande ressemblance avec celles de la Chine; elles en diffèrent toutefois par leurs divisions plus grosses, plus allongées, et recouvertes d'un épiderme plus épais; par leur odeur moins forte et leur saveur moins aromatique. Les médecins leur attribuent des propriétés diurétiques, emménagogues et antiblennorrhéïques.

Loranthées.

Tchang-ki-tsin, *Viscum album* Wild. ? — On emploie la plante entière, qui croît en parasite à Yan-taï, près de Tché-fow, sur les branches des pommiers et des poiriers. (Propriétés inconnues.)

Caprifoliacées.

Tchoû-foû-hôa, fleurs de sureau, *Sambucus nigra* Lin.; Thumb. *Jap.* 126; Lour. *Fl. coch.* 226, espèce que j'ai rencontrée en abondance autour du village de *Ki-tsen-soo*, près du camp de Tché-fow.

On emploie les baies comme diurétiques; les fleurs sèches en infusion passent pour être stimulantes et diaphorétiques.

Lâo-hian-hôa, fleurs de chèvre-feuille de la Chine, *Lonicera flexuosa* Bot. reg. tab. 912; *L. chinensis* Dec. in *Prod.* IV. 333; *L. japonica* Thumb. *Fl. jap.* 89. (Propriétés antiphlogistiques et diaphorétiques.)

Kin-yèn-hôa, fleurs de chèvre-feuille du Japon, *Lonicera japonica* And. *Bot. rep.* tab. 583, non Thumberg; *Lonicera macrantha* Dec. in *Prod.* IV, 333; *L. hirtiflora* Champ. in *Kew. journ. bot.* IV, 166. — L'espèce de chèvre-feuille dont il est ici question se trouve dans la Chine méridionale, à Hong-kong, Kow-lon, Amoy, etc. (Mêmes propriétés que celles de la précédente.)

Rubiacées.

Eul-cha, Kino des Indes produit par le suc extractif des feuilles du *Nauclea gambir* Wild. in *Ust. delect.*; *Uncaria gambir* Roxb. *Fl. corom.*, arbrisseau sarmenteux des Indes-Orientales, de Sumatra, Malak, etc.

Le suc extractif, improprement nommé *gomme-kino*, est apporté à la Chine par le commerce des Indes. Quoique moins répandu dans les pharmacies que le cachou de l'arec, il jouit auprès des médecins de la même faveur que cette dernière substance pour le traitement des gastro-entérites, des dyssenteries, des métrorrhagies, etc. Il sert également à la mastication des feuilles de bétel.

Tchang-pé-hôa, c'est-à-dire *arbre aux fleurs blanches,* est le nom donné aux fleurs du *Gardenia florida* Lin.; Thumb. *Jap.* 108; Lour. *Fl. coch.* p. 183; Benth. *Fl. Hong-K.* p. 153.

Obs. — Aux fleurs balsamiques du *Gardenia florida,* que la médecine utilise en infusion comme émollientes et antiophtalmiques, succèdent des fruits bacciformes, uniloculaires, nommés **Kin-tzé** *(fruits d'or),* lesquels renferment un grand nombre de graines entourées d'une pulpe rougeâtre. A la suite d'une légère torréfaction, cette pulpe intérieure se transforme en une matière colorante d'un jaune safrané, en partie soluble dans l'eau, et presque analogue à celle que l'on retire des stigmates du *Crocus sativus.* Chose vraiment remarquable, les fruits *Kin-tzé* possèdent, en outre, un certain arome, et ont une saveur qui rappelle celle du safran cultivé. On leur attribue des propriétés fébrifuges et antispasmodiques.

A Tien-tsin et dans les provinces centrales de l'Empire, il se fait du *Kin-tzé,* ou *Koui-tzé,* un commerce très important pour l'industrie tinctoriale.

Tsaï-lien, racines attribuées à un *Psychotria,* et probablement le *P. elliptica* Ker. in Dec. *Prod.* IV, 509.

Obs. — Le genre *Psychotria,* qui appartient presque exclusivement aux régions centrales et intertropicales des deux Amériques, est représenté dans la Chine méridionale par trois espèces : les *P. asiatica, P. elliptica* et *P. serpens,* toutes assez répandues dans l'île de Hong-kong et sur le continent à Kow-long.

Les racines de *Psychotria,* que j'ai vues chez un pharmacien à Tien-tsin, ont la plus grande analogie avec l'*ipécacuanha ondulé* de nos officines et l'*ipécacuanha gris-blanc* (Mérat). Les racines d'ipécacuanha de la Chine, ou *Tsai-lien,* diffèrent de ces dernières par leur écorce plus dure et moins épaisse, par leurs anneaux qui sont presque circulaires et leur *médutillium* plus ligneux. Les médecins les prescrivent en poudre comme vomitives. J'ai beaucoup de raisons pour croire que le *Tsai-lien*, qui n'est point introduit à la Chine par le commerce étranger, est un produit réellement indigène, et je ne puis l'attribuer qu'aux racines du

Psychotria elliptica Ker, ou *P. serpens*, plantes des lieux incultes de la Chine méridionale.

Tsien-tsâo, racines de garance produites par le *Rubia mungista* Roxb.; Dec. in *Prod.* IV, 575; Sieb. et Zuccar. *Fl. jap. fam.* II, p. 50; *R. cordata* Thumb. *Jap.* p. 60. — C'est encore une plante dont l'aire de végétation paraît être très étendue, puisqu'on la trouve au Cap de Bonne-Espérance, en Sibérie, en Chine et au Japon. Les médecins utilisent les racines de garance pour ses propriétés astringentes; mais il s'en fait un commerce important dans tout l'Empire chinois comme matière tinctoriale.

Synanthérées.

Tribu I. — Radiées.

Fô-nin, sommités fleuries de l'*Aster trinervius* Roxb.; Don, *Prod. fl. nep.* 177; Benth. *Fl. Hong-k.* p. 174; *Diplopappus asperrimus* Dec. in *Prod.* V, p. 277. — Plante commune dans les prairies et les lieux humides autour de Shang-haï. (Propriétés médic. à peu près nulles.)

A Tien-tsin et à Yan-taï près de Tché-fow, on emploie les tiges feuillées et les sommités fleuries du *Tripolium vulgare* Nées; *Aster tripolium* Lin., qui abonde dans tous les prés salés du littoral. (Propriétés astringentes?)

Pé-kin-hôa, ou **Man-lan-hôa,** fleurs du *Callistephus sinensis* Cass.; *Aster chinensis* Thumb. *Fl. jap.* 316. C'est la reine-marguerite de nos jardins, dont en emploie les calathides en infusion, comme possédant des propriétés toniques.

On emploie aussi, comme toniques et stimulantes, les fleurs et les racines de l'*Inula japonica* Thumb. *Fl. jap.* 318; Dec. in *Prod.* V, 471, plante commune à Yan-taï en Chine, et au Japon.

Hoân-tsan-kioû, fleurs du *Tagetes patula* Lin.; Lour. *Fl. coch.* 616, cultivé dans tous les jardins. (Propriétés béchiques et diaphorétiques.)

Tsan-eul-tzé, fruits du *Xanthium strumarium* Lin. Var. *indicum* Roxb.; *X. indicum* Dec. in *Prod.* V, 523; *X. strumarium*

Sieb. et Zuccarini, *Fl. jap. fam. nat.* II, 61; Lour. *Coch.* p. 689, plante commune sur les sables du littoral à Tché-fow et sur les rives du Peï-ho à Ta-kou et à Tien-tsin.

La plante entière est employée comme émolliente, et les fruits en décoction dans le traitement des maladies inflammatoires des yeux et de la gorge, etc.

Kiôu-tzé, graines du *Bidens chinensis* Wild. *Sp.* III (1719); Lour. *Coch.* 596; Benth. *Fl. Hong-K.* p. 183; *B. pilosa* Thumb. *Jap.* 307; *B. Leucantha* Dec. *Prod.* V, 598. — Les racines sont usitées comme étant odontalgiques, et les graines comme émollientes et béchiques. On leur substitue quelquefois les racines et les graines du *Bidens bipinnata* Lin.; Benth. *Flor. Hong-K.* 183, qui abonde, ainsi que le *B. chinensis*, dans les cultures autour de Yan-taï et de Ki-tsen-soo, près du Camp de Tché-fow.

Tâ-kiôu-hôa, sommités fleuries du *Pyrethrum sinense* Sab. in Dec. *Prod.* VI, 62; *Chrysanthemum indicum* Lin.; Thumb. *Jap.* 320; Benth. *Fl. Hong-K.* 184. — Le *Ta-kiôu-hôa* est une des plantes les plus répandues dans toute la Chine littorale, depuis Hong-Kong jusqu'aux forts de Ta-kou. Les fleurs sont employées en infusion; on les dit antiophtalmiques et antispasmodiques. Le *Pyrethrum sinense* est la plante favorite des Chinois, dont elle orne les habitations pendant l'hiver.

N'gaï-yé, feuilles et sommités fleuries de l'armoise commune, *Artemisia vulgaris* Lin.; Thumb. *Jap.* 310; Lour. *Coch.* 600; Benth. *Fl. Hong-K.* 187; *A. indica* Wild. in Dec. *Prod.* VI, 112, ex Bentham *(loc. cit.)*. — L'armoise est une plante généralement employée comme tonique, stimulante, emménagogue et antispasmodique. Elle sert aussi pour combattre quelques affections de l'utérus (leucorrhée, métrorrhagie, etc.), ainsi que les gastro-entérites *(Hoâng-lien)* et la dyssenterie. D'après Loureiro, un liniment composé de suc d'armoise et d'huile de sésame serait très efficace dans les douleurs rhumatismales.

Ki-n'gai, nommé aussi **Yé-tsâo,** ou *herbe des médecins,* s'applique aux sommités fleuries de l'*Artemisia chinensis* Lin.; Lour. *Fl. coch.* 600. — Les feuilles et les tiges sont recouvertes au printemps d'un *tomentum* épais (**Pé-tong**), avec lequel les médecins font d'excellents moxas. On assure que des bandelettes d'étoffe garnies intérieurement de ce précieux duvet et appliquées sur la peau la préservent des douleurs névralgiques. Le suc de la plante fraîche arrête, dit-on, les crachements de sang; la cendre de cette même plante, après son incinération, est efficace dans toutes les hémorrhagies. L'infusion des feuilles caulinaires et des feuilles radicales (ces dernières nommées **Yn-tsan-yé**) est recommandée aux vieillards à la place de l'infusion des feuilles de thé.

Tsâo-tchu, fleurs et graines de l'*Artemisia annua* Lin.; Lour. *Fl. coch.* 599; Benth. *Fl. Hong-K.* 187, plante excessivement abondante dans les cultures à Hong-Kong, Shang-haï, etc. L'infusion des fleurs et des graines est usitée comme tonique, fébrifuge et surtout anthelminthique.

Tribu II. — Cynarocéphalées.

Yn-tchû, fleurs du *Cirsium chinense* Gardn. and Champ. in *Kew, journ. bot.* I, 323. Benth. *Fl. Hong-K.* 168, plante commune dans les champs cultivés à Shang-haï et à Tché-fow. (Propriétés médic. à peu près nulles.)

Hoâng-hôa, fleurs de *Carthamus tinctorius* Lin.; Thumb. *Jap.* 307. — On retire des fleurs une matière colorante jaune safranée, usitée pour la teinture du coton et de la soie. Les graines de **Honâg-tzé** fournissent une huile fixe purgative, que l'on dit aussi être emménagogue, etc.

Fô-yông-yé, feuilles d'un *Echinops* .... des collines incultes près du camp de Tché-fow, à Yan-taï et Ki-tsen-soo. (Propriétés amères et fébrifuges.)

Tribu III. — Chicoracées.

Koû-tsaï, feuilles de chicorée sauvage, *Cychorium intybus* Lin.; Thumb. *Jap.* 304 et Lour. *Coch.* 583. (Propriétés toniques et fébrifuges.) — On emploie comme succédané de la chicorée sauvage, les feuilles de pissenlit, **Po-koû-tsao**, *Taraxacum dens-Leonis* Desf.; Dec. *Prod.* VII, 115; Thumb. *Jap.* 304.

Oléacées.

Lan-hôa, fleurs de l'*Osmanthus fragrans* Lour. *Fl. coch.* 35; *Olea fragrans* Thumb. *Jap.* 18; Sieb. et Zuccarini, *Fl. jap. fam.* II, 43. — Le *Lan-hôa* est cultivé dans tous les jardins pour ses fleurs, qui servent à aromatiser le thé noir du commerce.

Pi-la-tchông, *arbre à la cire*, nommé quelquefois **Tong-tsin-tchang**, ou *arbre hiver vert.* C'est le *Ligustrum ibota* Sieb. et Zuccar. *Fl. jap. fam.* II, 43; *Asiraca ceræfera* Decaisne; *Ligustrum sinense* Lour.; Non *L. glabrum* Lour. *quod nomen deleandum.* — L'arbre à la cire observé en Chine par lord Macartney, et au Japon par Siebold, produit une huile fixe journellement utilisée dans l'industrie et la pharmacie chinoises.

Tchang-kiang-yè, feuilles de frêne, *Fraxinus longicuspis* Sieb. et Zuccar. *Fl. jap. fam.* II, p. 45, grand arbre cultivé autour des pagodes à Tien-tsin, et qui résiste aux froids les plus rigoureux. On utilise les feuilles et les samares de frêne comme astringentes et fébrifuges.

Jasminées.

Mo-li-hôa, fleurs de sambac, *Jasminum sambac* Sieb. et Zuccar. *Flor. jap. fam.* II, p. 45; *Nyctanthes sambac* Lour. *Fl. coch.* 25. — On sait que le *sambac* est la fleur préférée de toutes les femmes de la Malaisie, qui s'en servent pour orner leur chevelure. En Chine, on cultive le *sambac* pour ses fleurs, que l'on dit être antispasmodiques.

Asclépiadées.

Ma-li-kiû, racines et tiges feuillées de l'*Asclepias curassavica* Lin.; Dec. in *Prod.* VIII, 566; Benth. *Fl. Hong-K.* p. 225, plante des lieux incultes autour de la ville de Victoria (Hong-Kong).

Tsan-kio, capsules fructifères d'un *Vincetoxicum*, dont je n'ai pu ni déterminer l'espèce, ni connaître les propriétés qui lui sont attribuées.

Loganiacées.

Ma-tsien-tzé, semences de noix-vomique, *Strychnos nux vomica* Lin.; Lour. *Fl. coch.* 154. — La noix-vomique est introduite depuis longtemps dans la matière médicale chinoise, ainsi que la fève Saint-Ignace, *Strychnos ignatia*, nommée *Tä-foun-tzé*. Ces deux sortes de semences, dont les Chinois connaissent les propriétés toxiques, sont employées par eux après avoir été torréfiées ou mieux carbonisées. Loureiro assure que la poudre de noix vomique calcinée peut être administrée aux femmes, sans aucun danger, dans le traitement de la leucorrhée.

Borraginées.

Tsû-tsâo, racines de buglosse, *anchusa officinalis* Lin.? Lour. *Coch.* p. 127. — On emploie la décoction de ces racines pour provoquer l'éruption des boutons varioliques, et aussi dans quelques affections cutanées. (Propriétés sudorifiques.)

Obs. — J'ai rencontré dans une pharmacie de Yan-taï des racines tout à fait identiques à celles de l'*orcanette*, et qui étaient vendues comme matière tinctoriale. Je n'ai pu avoir aucun renseignement sur la plante qui produit ces racines, ni me procurer un échantillon du **Ti-koâng**, racine dont j'ai déjà parlé, et que les missionnaires de Pé-King attribuent à un *symphitum*. L'usage du *Ti-koâng* en infusion serait à peu près général dans quelques provinces centrales de la Chine, et pourrait remplacer le thé à cause de ses propriétés toniques.

Convolvulacées.

Pé-tsan-lioû, *Convolvulus arvensis* Lin.; Lour. *Fl. coch.* 130. — La plante entière, qui est fréquente dans les champs cultivés autour de Yan-taï et de Tien-tsin, est usitée en décoction comme laxative.

Tsan-lioû-tzé, graines de *Convolvulus reptans* Lin.; Lour. *Fl. coch.* 133. — C'est une plante dont la culture est des plus faciles dans les lieux humides, surtout autour de Shang-haï, où elle est utilisée comme plante potagère. Les graines, légèrement torréfiées et pulvérisées, entrent dans la composition de quelques pilules purgatives.

Hoû-tông, racines tubériformes du *Calystegia soldanella* R. Brown; Dec. in *Prod.* IX, 433; *Convolvulus soldanella* Lin.; Thumb. *Jap.* 86. — J'ai recueilli ce liseron sur les sables du littoral, près du camp de Tché-fow. Les racines ont des propriétés purgatives.

Hoân-tsaï, rhyzomes du *Batatas edulis* Choisy, *Convolv.* p. 53; Dec. *Prod.* IX, 338; *Convolvulus edulis* Thumb. *Jap.* 84.— Cultivé dans toute la Chine pour ses rhyzomes féculents, ou *patates douces*, qui servent à l'alimentation d'une grande partie du peuple. La pharmacie ne fait usage que des jeunes tubercules à l'état torréfié.

Tong-tsaï, racines tubériformes (rhyzomes) du *Pharbitis nil* Choisy, *Conv.* p. 57; Dec. in *Prod.* IX, p. 343; *Convolvulus nil* Lin. et Thumb. *Jap.*; *Ipomea nil* Bunge, *Enum. pl. chin. bor.* p. 46. (Propriétés purgatives.)

Bignoniacées.

Ma-tzé et **Chi-ma-tzé**, graines de sésame, *Sesamum orientale* Lin.; Lour. *Fl. coch.* 464, plante généralement cultivée dans les provinces centrales et méridionales pour ses graines oléagineuses. L'huile fixe qu'on en retire (**Ma-tzè-yèoû**) est fort douce et agréable au goût lorsqu'elle est récente; aussi est-elle souvent utilisée par la pharmacie et l'économie domestique. La plante entière est émolliente.

Solanées.

Yèn-yé, feuilles de tabac, *Nicotiana tabacum*, var. *Chinensis* Fish.; *N. tabacum* Lin.; Thumb. *Jap.* p. 91. — Cultivé à Formose, à Can-ton et dans les provinces centrales, principalement celle du Chan-tong, qui fournit le tabac le plus estimé. (Propriétés médicales à l'intérieur, narcotiques, émétiques, purgatives, sternuatoires.) A l'extérieur, la décoction de tabac est employée pour détruire la vermine et dans le pansement de quelques ulcères de la peau. Le tabac est universellement fumé aujourd'hui dans toutes les classes de la société chinoise et par les individus des deux sexes.

Hô-yen-hôa, fleurs de stramoine, *Datura stramonium* Lin. an Thumb. *Jap.* p. 91? et Lour. *Fl. coch.* p. 135? — Les feuilles fraîches contuses sont appliquées sur les ulcères cancéreux et sur les brûlures. On recommande de fumer les racines et les feuilles sèches incisées dans le traitement des maladies des voies respiratoires. Toute la plante jouit de propriétés calmantes et antispasmodiques.

Tsoân-tsian, baies d'alkékenge, *Physalis alkekengi* Lin.; Lour. *Fl. coch.* 164; Siebold, *Syn. fl. jap.* in act. Batav. XII, p. 34. — L'alkékenge a été signalé déjà par Bunge autour de Pé-King; je l'ai retrouvé dans les cultures à Tien-tsin. La plante entière passe pour être laxative; les baies sont employées comme diurétiques.

La-tsiâo, baies du *Capsicum frutescens* Lin., l'une des espèces de piment de l'Asie intertropicale, dont le fruit récemment cueilli est le plus irritant à la bouche. (Propriétés fortement stimulantes.)

Koû-ki-tzé, baies du lyciet, *Lycium chinense* Mill.; an Blume? *L. barbarum* Lin. var.; Lour. *Fl. coch.* p. 165; *L. chinense* Dunal in Dec. *Prod.* XIII, p. 510; Benth. *Fl. Hong-K.* 245. — Les baies du lyciet sont fréquemment employées dans la médecine chinoise à l'état récent; on dit qu'elles sont bonnes contre les douleurs névralgiques. L'infusion des baies sèches passe pour être tonique.

Verbénacées.

Ma-piên-tsâo, *Verbena officinalis* Lin.; Lour. *Coch.* 33; Thumb. *Jap.* 22; Benth. *Fl. Hong-K.* 268. — La plante entière serait antispasmodique. Loureiro dit que sa décoction est efficace dans le traitement des hydropisies.

Min-king, arbuste qui croît sur tous les tumulus à Tché-fow. C'est le *Vitex cannabifolia* Sieb. et Zuccar. *Fl. jap. fam.* II, p. 28. A Canton, on donne le nom de **Foun-hian-n'gan** au *Vitex spicata* Lour. *Fl. coch.* p. 475. — La médecine emploie les sommités fleuries, ainsi que les graines de ces deux espèces de *Vitex,* et leur attribue des propriétés stimulantes, emménagogues et antispasmodiques. On s'en sert aussi en décoction dans les cas de paralysie des membres et les douleurs musculaires. Les feuilles fraîches contuses sont aussi préconisées pour l'usage externe dans ces derniers cas.

Labiées.

Kian-tsaï-tsû, sommités fleuries du *Perilla arguta* Benth. in Dec. *Prod.* XII, p. 64, et *Fl. Hong-K.* p. 276; *Ocymum crispum* Thumb. *Fl. jap.* p. 248. — Cette espèce de basilic est cultivée dans presque tous les jardins en Chine et au Japon. La plante entière est stimulante, et sert de condiment dans la cuisine indigène.

Pô-hô, sommités fleuries du *Mentha arvensis* Lin.; Benth. in Dec. *Prod.* XII, p. 171, var. *Javanica; M. javanica* Blume. — La désignation de *Pô-hô* s'applique également à la menthe pouliot, *Mentha pulegium* Lin.; Lour. *Fl. coch.* 437, espèce que je n'ai pas rencontrée en Chine, tandis qu'on y observe les *Mentha arvensis* et *M. aquatica* sur le littoral à Shang-haï, Woo-song et Tché-fow.

La menthe aquatique est usitée comme tonique, stimulante, diaphorétique et emménagogue. On l'emploie en infusion pour la guérison de la toux, de l'asthme, de l'hystérie et dans les coliques gastro-intestinales. A Hong-Kong et à Can-ton, on retire des menthes indigènes ou cultivées une huile volatile estimée des Chinois.

Yè-koû-tsâo, tiges et sommités fleuries du *Brunella vulgaris* Lin.; Bentham in Dec. *Prod.* 13; Sieb. et Zucc. *Flor. jap.*

fam. II, p. 33. — On trouve en abondance la brunelle commune dans les prairies des rives du Wham-pô, à Woo-song et à Shang-haï. (Propriétés béchiques.)

N'go-Pô-ché-tsâo, tiges feuillées du lierre-terrestre, *Glechoma hederacea* Lin.; *Nepeta glechoma* Benth. *Lab.* 485, et in *Fl. Hong-k.* p. 277. — Plante peu répandue en Chine, mais qui croît toutefois communément au bord des chemins et dans les haies autour de Woo-song, près de Shang-haï.

Ses propriétés béchiques sont utilisées dans la toux, l'asthme, etc.

Yè-mô-n'gai et **Ké-hoei**, sommités fleuries du *Stachys artemisia* Lour. *Fl. coch.* 443, espèce des lieux humides à Amoy, Woo-song et Shang-haï. On lui attribue des propriétés toniques, astringentes et reconstituantes, que l'on a utilisées dans le traitement de quelques affections de l'utérus (hystérie, leucorrhée, métrorrhagie, etc.).

Plantaginées.

Tché-tsien-tsâo à Can-ton, **Lioû-kia** à Tien-tsin, noms donnés au grand plantain, *Plantago major* Lin.; Dec. *Prod.* XIII, 644; Benth. *Fl. Hong-K.* p. 280. — Dans la pharmacie, on se sert des feuilles et des graines de cette plante, que l'on dit être astringentes, diurétiques et vulnéraires. On lui substitue quelquefois le **Ki-kia**, *Plantago media* Lin., moins fréquent dans le nord de la Chine que le *Pl. major*.

Nyctaginées.

Yèn-tchi-hôa, c'est à dire *fleur qui sent la nuit*, racines du *Mirabilis jalapa* Lin.; Thumb. *Jap.* p. 91, employées comme purgatives.

On attribue aux fleurs et aux graines (**Yèn-tchi-tzé**) les mêmes propriétés, mais à un degré bien inférieur.

Amarantacées.

Ki-koûan-hôa, sommités fleuries du *Celosia argentea* Lin.; Moq. in Dec. *Prod.* XIII, IIe Partie, p. 242; Thumb. *Jap.*

106; Benth. *Fl. Hong-K.* p. 284, plante des lieux cultivés de la Chine et commune autour de Yan-taï, près de Tché-fow.

Les médecins emploient les fleurs et les graines dans le traitement des gastro-entérites et de la leucorrhée. La décoction des graines du *Celosia cristata* Lin. (**Tsoun-tsian-tzé**) serait émolliente et antiophtalmique. Cette dernière espèce est cultivée dans tous les jardins.

Kia-yèn-tsaï, tiges feuillées de l'*Amarantus spinosus* Lin.; Moq. in Dec. *Prod. (loc. cit.)*; Benth. *Fl. Hong-K.* 284, commun à Hong-Kong et à Shang-haï. (Propriétés médicales à peu près nulles.) Il en est de même pour le **Pé-yèn-tsaï**, *Amarantus polygamus* Lin., qui est seulement utilisé comme plante potagère.

Polygonées.

Taï-hoâng, c'est à dire *grand jaune*, racines sèches de la rhubarbe de Chine, *Rheum palmatum* Lin.; Sieb. *Syn. pl. econ.* p. 19; Lour. *Fl. coch.* p. 313, plante originaire des régions montagneuses de la Mantchourie, de la Tartarie et de la Mongolie. On la rencontre aussi dans les hauts plateaux du Tssé-tchuen.

La racine de rhubarbe sèche ou torréfiée entre dans une foule de médicaments composés. Ses propriétés purgatives et toniques la font employer par les médecins dans presque toutes les maladies inflammatoires des voies digestives. On la prescrit aussi dans les gastro-entérites, les fièvres intermittentes, la chlorose, l'anémie, la dyssenterie, etc.

Tsi-kien-tsâo, racines analogues à celles de la patience et produites par le *Rumex crispus* Lin.; Dec. *Prod.* XIV, p. 44; Thumb. *Jap.* 149; Benth. *Fl. Hong-K.* p. 286. — On trouve fréquemment le *Rumex crispus* dans les lieux incultes, au bord des chemins, à Hong-Kong, Shang-haï et Tché-fow. La médecine utilise ses racines, qui sont toniques et fébrifuges.

Tsâo-hô-tché, racines de bistorte, *Polygonum bistorta* Lin.! — J'ai déjà signalé la découverte de cette plante dans la région montagneuse inférieure des environs de Yan-taï, près du Camp de Tché-fow (province du Chan-tong), où je l'ai recueillie en juin 1860 ([1]). Aussi n'ai-je pas été surpris de rencontrer des quantités considérables de racines de bistorte dans une pharmacie de Yan-taï, où elles étaient débitées au public pour les cas toujours nombreux de gastro-entérites et de dyssenteries.

Koûei-liao, feuilles fraîches du *Polygonum hydropiper* Lin.; Dec. *Prod.* XIV, p. 114; Lour. *Fl. coch.* p. 295; Benth. *Fl. Hong-K.* p. 288. (Propriétés médicales âcres, caustiques et rubéfiantes.)

Nin-fô-tzé, graines de *blé noir*, *Polygonum fagopyrum* Lin.; Thumb. *Jap.* 169; Sieb. *Syn. pl. econ.* p. 19. — La farine que l'on obtient de ces graines est, dit-on, stomachique et fortifiante. On a le soin de les soumettre à une légère torréfaction avant de les pulvériser, afin qu'elles acquièrent un goût d'amertume bien prononcé.

Obs. — Je citerai encore parmi les polygonées employées dans la pharmacie chinoise : 1° le *Polygonum perfoliatum* Lin.; Benth. *Fl. Hong-K.* 219, plante qui serait émolliente et résolutive; — 2° le *Polygonum sieboldii* Reinw., l'une des meilleures importations faites du Japon en Europe par Von Siébold. En effet, cette renouée forme des prairies artificielles que l'on peut faucher plusieurs fois au printemps, et qui produisent un fourrage excellent pour l'engraissement des bestiaux. Les fleurs sont recherchées par les abeilles, et les racines amères, sont un des toniques les plus renommés chez les Chinois et les Japonais. (Siebold, *Cat. pl. jap.* p. 13, 1855.)

Laurinées.

Koûei-pi, écorces du cannelier de Chine, *Cinnamomum dulce* Nées ab Esemb. *Syst. Laur.* LXII; Benth. *Fl. Hong-K.*

([1]) *Sur la végétation de quelques points du littoral chinois* (*Recueils des Mémoires de médecine militaire*, 1861.)

p. 290; *C. chinense* Blume, *Bijdr.* p. 569; *C. cassia* Sieb. Syn. in *Act. bat.* XII, p. 23; *Laurus cassia* Lin. — La cannelle joue un grand rôle dans la thérapeutique des Chinois et des Japonais, à cause de ses propriétés cordiales, stimulantes et aphrodisiaques. On emploie aussi les fleurs du cannelier, **Koûei-hôa**. Le *Cinnamomum dulce* est un arbre de moyenne taille, et se rencontre dans les forêts de la Cochinchine, de l'île Formose et du sud de la Chine.

Joû-koûei-pi, écorces du cannelier de Ceylan, *Cinnamomum zeylanicum* Nées *(Loc. cit.); Laurus cinamomum* Lin.; Lour. *Fl. coch.* p. 305. — Le prix élevé de la cannelle de Ceylan fait que cette écorce est moins usitée que celle de la Chine, quoiqu'elle possède des propriétés stimulantes bien plus prononcées. En général, les écorces du cannelier s'emploient en poudre ou bien en décoction associées à d'autres substances médicamenteuses.

Tchang-moû, laurier camphrier, *Camphora officinarum* Nées, *Syst. laur.* p. 88; *Laurus camphora* Lin.; Thumb. *Jap.* p. 172; Lour. *Coch.* p. 306; *Cinnamomum camphora* Siebold, syn. *(loc. cit.)*. — Arbre de grande taille qui croît dans les vallées montagneuses de la Chine, de la Cochinchine, du Japon, ainsi que dans toutes les grandes îles de la Malaisie (Java, Sumatra, Bornéo). On en retire par la distillation une huile volatile connue sous le nom de camphre **Tchang-nâo,** ou **Hiam-nâo**.

Obs. — Les médecins chinois prétendent que leur camphre indigène est de beaucoup supérieur, pour ses propriétés thérapeutiques, à celui de provenance étrangère que le commerce essaie de vendre à des prix plus élevés. Le camphre est un des médicaments héroïques utilisés dans le traitement de toutes les névralgies (céphalée, odontalgie, hystérie, rhumatisme, etc.). On le préconise, à l'extérieur, dans les inflammations des paupières, les contusions, la surdité, etc.; on l'emploie également pour détruire les vers intestinaux.

Tchang-hôan, bois de sassafras, *Sassafras officinalis* Siebold, in *Act. batav.* XII, p. 23 (exclus. synon.); *Benzoin trilobum* Sieb. et Zuccar. *Fl. jap. fam.* p. 278; *Laurus sassafras* Lour. non Lin. teste Wildenow. — Le sassafras, qui est en grande réputation auprès des médecins du Céleste-Empire, est un arbre propre aux régions montagneuses de l'île de Niphon, au Japon. Si c'est bien l'espèce indiquée par Loureiro sous le nom de *Laurus sassafras*, cet arbre se trouverait également dans les forêts de la Cochinchine et dans le Tong-king.

On emploie le tronc de l'arbre et les grosses racines munies de leur écorce comme étant sudorifiques et diaphorétiques. La décoction de sassafras serait surtout excellente pour combattre les douleurs rhumatismales. Loureiro croit que la décoction du *Tchang-hoân* est plus efficace si on y ajoute de la squine, de l'anis étoilé et du bois d'ébène.

Myristicées.

Yo-hoân-tzé, noix muscades produites par le *Myristica aromatica* Lamark, *Ill. gen.* (1788); *M. moschata* Wild. *Sp.* IV, 869, arbre cultivé dans toutes les Moluques et les îles de la Malaisie.

Les noix muscades sont recommandées comme étant cordiales, stimulantes et aphrodisiaques.

Santalacées.

Tchin-hian, bois de santal jaune, *Santalum Freycinetianum* Gaudichaud, in *Bot. voy. Freyc.*, arbre originaire des îles Marquises et des Fidjées, et dont le bois est importé à la Chine et au Japon.

Le bois de santal jaune possède une odeur fortement aromatique et pénétrante, due à une huile volatile particulière que l'on peut extraire par la distillation. Il sert à confectionner une foule de petits meubles, des éventails et des coffrets très recherchés par les Chinois. Dans la pharmacie, on se sert de la poudre de santal et du bois incisé, que l'on dit être sudorifique, diaphorétique, antispasmodique et fébrifuge. A l'extérieur, ce bois est employé comme calmant dans quelques douleurs localisées, et il amènerait promptement la résolution des abcès, des tumeurs, etc. Il est préconisé souvent contre les maux de cœur.

Tan-hian, bois de santal citrin, *Santalum album* Lin. *Mant.* p. 800; Lour. *Fl. coch.* 109, et probablement une variété de l'espèce précédente.

Le bois de cet arbre, qui est originaire des Indes-Orientales et des forêts de la Cochinchine méridionale, est moins estimé que le santal jaune. Son odeur est plus faible et sa dureté moins considérable.

Euphorbiacées.

Pi-ma-tzé, ou *fruits à peau huileuse,* nommés aussi **Hô-tien-tzé,** *fruits qui produisent la lumière,* sont les graines de l'arbre à suif, *Stillingia sebifera* A. Juss.; Miq. *Fl. ind.* III, 693; Benth. *Fl. Hong-K.* p. 302; *Croton sebiferum* Lin., et **N'gan-shû** des Chinois. — L'arbre à suif est un grand arbre des provinces centrales de la Chine; on le trouve surtout dans le Tssé-kiang et à Shang-haï, où il résiste aux hivers parfois très rigoureux. On le cultive pour ses graines, dont on retire une huile fixe blanche et solide à la température ordinaire, excellente pour la fabrication des chandelles. La pharmacie utilise ce corps gras, nommé *Pi-ma-tzé-yeoû,* pour la préparation des pommades, des onguents et des matières emplastiques.

Pa-téoû-tzé, graines de *Croton tiglium* Lin.; Lour. *Fl. coch.* p. 714. — Le *Croton tiglium* est un arbuste de moyenne grandeur, originaire des Indes-Orientales et naturalisé dans quelques localités de la Cochinchine et de la Chine méridionale. Les graines de tilly fournissent à la pharmacie une huile fixe, *Téoû-tzé-yéoû*, employée comme purgative et emménagogue. On la prescrit encore à l'intérieur dans les cas d'hydropisies.

Tâ-ma-tzé, graines de ricin, *Ricinus communis* Lin.; Wild. *Spec.* IV, 564; Lour. *Fl. coch.* 716; Benth. *Fl. Hong-K.* 307. — Le ricin est cultivé dans quelques provinces centrales, et il croît spontanément dans plusieurs localités, à Hong-Kong *(Bentham)*, et à Tien-tsin sur les rives du Pé-hô, où je l'ai observé en 1860.

Les graines fournissent par expression une huile fixe, *Ta-ma-tzé-yéoû*, dont le peuple chinois fait une grande consommation dans l'industrie et l'économie domestique. La médecine utilise les propriétés purgatives et anthelminthiques de l'huile de ricin; elle l'emploie aussi dans le traitement des maladies organiques ou accidentelles des intestins, les douleurs rhumatismales, etc.

Pé-fô-tzé, graines du médicinier, ou pignon des Indes, *Jatropha curcas* Lin.; Roxb. *Flor. ind.* III, 686; Benth. *Fl. Hong-K.* 309. — Le médicinier, qui est originaire de l'Amérique méridionale, est naturalisé aux Indes-Orientales, et on le trouve cultivé quelquefois autour des habitations chinoises. Les graines torréfiées possèdent des propriétés purgatives.

Kin-kô-tzé, myrobolans citrins, fruits secs du *Phyllanthus emblica* Lin.; Roxb. *Fl. ind.* III, p. 671; Benth. *Fl. Hong-K.* p. 312; *Emblica officinalis* Gœrtn. — On cultive fréquemment cet arbuste pour ses fruits, que la pharmacie emploie comme laxatifs à l'état récent, et comme astringents lorsqu'ils sont desséchés.

Fô-yong-tsâo, feuilles et fleurs du *Phyllanthus urinaria* Lin.; Roxb. *Fl. ind.* III, 660; *Ph. lepidocarpus* Sieb. et Zucc. *Fl. jap. fam.* I, 35. — Cultivé à Hong-Kong, à Loô-choû *(Bentham)* et au Japon *(Siebold)*. Les médecins lui attribuent des propriétés diurétiques, sudorifiques et antisyphilitiques.

Juglandées.

Tá-tchang-yè, feuilles de noyer, *Juglans regia* Lin.; Lour. *Fl. coch.* p. 702, arbre répandu dans les cultures autour de Tien-tsin et dans la plaine du Pé-hô. Les feuilles sèches et le brou du fruit sont prescrits en décoction comme un excellent astringent.

Cupulifères.

Lièn-tzé, fruits du châtaigner, *Castanea crenata* Sieb. et Zucc. *Fl. jap. fam.* II, p. 100; *C. chinensis* Spreng. — Les châtaignes sont torréfiées pour l'usage de la pharmacie. (Propriétés médic. fortifiantes.)

Fô-li-tzé, cupules et glands du *Quercus castaneæfolia* C. A. Meyer, arbre du nord de la Chine, du Caucase, de l'Asie mineure et des montagnes de l'Algérie austro-orientale.

Cette espèce de chêne, qui est ainsi caractérisée dans les Mémoires des missionnaires de Pé-King : *Q. castaneæfolio, glande recondito in capsulâ crassâ et squammerosâ*, abonde dans les montagnes du Chan-tong et sur les collines du littoral autour de Yan-taï et de Tché-fow. La médecine emploie comme astringentes les cupsules, les écorces, ainsi que les feuilles, qui sont nommées **Pé-li-yè**.

Obs. — Les cupsules et les feuilles du *Quercus serrata* Thumb. *Fl. jap.* p. 176, portent le nom de **Tsin-kan-tzé**; elles sont usitées comme astringentes.

Tsin-li et **King-li-tzé**, cupules et glands du *Quercus cornea* Lour. *Fl. coch.* p. 700; Benth. *Fl. Hong-Kong*, p. 322. — Les glands sont édules. Ces derniers et ceux des espèces précédentes sont toujours torréfiés. Dans les pharmacies chinoises, il n'est pas rare de rencontrer des galles et des coques de différentes sortes. Nous en dirons quelques mots dans l'énumération des matières organiques produites par la classe des insectes.

Salicinées.

Lieoû-pi, écorces et jeunes rameaux du saule-pleureur, *Salix babylonica* Lin.; Lour. *Fl. coch.* 747. — C'est la seule espèce de saule que j'ai observée à Tien-tsin, dans le nord de la Chine, où il est fort commun. L'écorce de saule est recommandée en décoction dans la phthisie pulmonaire et pour combattre les fièvres rebelles. A l'extérieur, on l'emploie dans quelques maladies de la peau *(Loureiro)*. Le *Salix alba* Lin est fréquemment cultivé dans la plaine de Shang-haï. Serait-il indigène?

Urticées.

Pa-ma-tzé, graines de l'*Urtica nivea* Lour.; Thumb. *Jap.* 71, an Lin.? *Bœhmeria nivea* Hook. and Arn.; Weddel, *Mon. urt.* 380; Benth. *Fl. Hong-K.* 331; *Urtica tenacissima* Roxb. — L'*Urtica nivea* est la plante textile la plus précieuse que possède la Chine. On retire de ses graines une huile fixe, à saveur douce et agréable, nommée *Tchû-ma-tzé-yéoû*, souvent employée dans l'industrie et la pharmacie. Les toiles fabriquées avec les fibres de cette ortie *(Tsia-pô)* sont d'une solidité et d'une résistance remarquables. J'ai rencontré cette plante dans les lieux incultes, près des fortifications de la ville chinoise de Shang-haï.

Choû-tsâo, tiges feuillées et sommités fleuries du chanvre cultivé, *Cannabis sativa* Lin.; Thumb. *Jap.* 113; Siebold, *Syn. pl. econ.* p. 29. — Le chanvre est cultivé en grand dans la province de Chang-tong comme plante textile; mais la pharmacie tire un grand parti de ses feuilles, qui sont incisées et mélangées au tabac à fumer, afin d'en augmenter ses propriétés narcotiques. Les préparations médicinales dans lesquelles entrent les feuilles de chanvre prennent le nom de **Moûang-yéôu**, c'est-à-dire dans le dialecte du Fo-kien, *faisant oublier le chagrin* ou *la douleur* (**Yéôu**). Il est certainement probable que ce mot de la langue chinoise **Hoûang** est dérivé du mot égyptien ou persique *Bengh* ou *Bangh*, lequel s'applique à toutes les préparations de chanvre ou de pavot, qui donnent une sorte d'ivresse [1].

Tchang-Pé-tzé et **Tsin-pé-tzé**, fruits du mûrier, *Morus alba* Lin.; Thumb. *Jap.* 71; Sieb. *Syn. pl. econ.* 27. — Arbre cultivé dans une grande partie de la Chine, de la Cochinchine et du Japon. Avec les fruits murs, on fait des conserves fort recherchées; l'écorce des racines est usitée comme sudorifique, diurétique et anthelminthique. Le suc des feuilles passe pour un excellent fébrifuge dans les fièvres intermittentes.

Tchû-kô-pi, écorces du *Broussonetia papyrifera* Ventenat; *Morus papyrifera* Lin.; Thumb. *Jap.* 72; Siebold, *Syn. pl. econ.* 27. — C'est un arbre qui est abondant dans les lieux incultes, autour de la ville de Shang-haï, et qui est cultivé dans plusieurs provinces. Les écorces sont fébrifuges; on les dit aussi excellentes dans les hydropisies. Les fruits, légèrement acides, sont un peu laxatifs.

Ou-pei, écorces d'orme attribuées au *Microptelea parvifolia* Spach in *Ann. sc. nat.* 359 (1841); Sieb. et Zuccar. *Fl. jap. fam.* II, 100; *Ulmus chinensis* Pers. *Syn.* I, p. 291. (Propriétés astringentes.)

Obs. — Les coques de Chine nommées **Ou-pei-tzé** croissent sur le *Dystilium racemosum* Sieb. et Zucc. *Fl. jap.* I, p. 178, arbrisseau de la famille des hamamélidées, originaire du Japon (Siebold) et de la Chine méridionale (Bentham, in *Fl. Hong-K.* 133). On a cru longtemps qu'elles étaient produites par l'*Ulmus chinensis* et par le *Rhus semialata* Dec. Var. *Osbekii* [2].

Saururées.

...... Tiges feuillées de l'*Houttuynia cordata* Thumb. *Fl. jap.* 234; Benth. *Fl. Hong-K.* 334. — Cette plante, dont

(1) D'Herbelot, *Bibliothèque orientale;* voir le mot *Bengh*.

(2) Les galles et les coques usitées en Chine trouveront naturellement leur place parmi les matières organiques animales produites par la classe des insectes.

je n'ai pu retrouver le nom indigène, croît dans les lieux incultes, à Shang-haï, et se retrouve dans une foule de localités de l'extrême Orient (Indes-Orientales), Siam, Cochinchine, Formose, Lôo-tchôw et Japon). On la regarde comme un des emménagogues des plus puissants, et probablement aussi comme étant abortive. Sa décoction aurait la propriété d'arrêter le flux leucorrhéïque et de favoriser dans l'accouchement les contractions utérines.

Chloranthées.

Chû-lan, fleurs du *Chloranthus inconspicuus* Swartz; Miq. *Fl. ned. ind.* I, 802; Benth. in *Fl. Hong-K.* 334; *Nigrina spicata* Thumb. *Fl. jap.* 5. — Les feuilles et les fleurs odorantes du *Chû-lan* sont mêlées au thé noir du commerce pour lui donner plus de parfum. Dans quelques localités, on aromatise les feuilles de thé, avant de les soumettre à la dessiccation, avec une infusion des feuilles et des fleurs du *Chloranthus inconspicuus*. Ce thé porte souvent, dans le commerce, le nom de *Chû-lan-tcha*.

Pipérinées.

Hô-tsiâo-tzé, poivre noir, graines du *Piper nigrum* Lour. *Coch.* 37, arbrisseau des Indes-Orientales et de la Malaisie. On leur attribue des propriétés stimulantes, cordiales et fébrifuges.

Pi-po-tzé, poivre long, fruits bacciformes du *Piper longum* Lin. agrégés en un épi long et cylindrique. (Mêmes propriétés que celles du précédent.)

Lâo-yé, feuilles de bétel, *Piper betle* Lin.; Lour. *Fl. coch.* 39; *Chavica betle* Miq. *Syst. pip.* 242. — Les feuilles de bétel sont stomachiques et stimulantes; c'est le masticatoire habituel de tous les peuples de la Malaisie, de Malak, de la Cochinchine et de la Chine méridionale. Le poivre bétel est mâché, comme on le sait déjà, avec la noix de l'arec et un peu de chaux.

Obs. — On rencontre quelquefois dans les pharmacies chinoises le poivre cubèbe **Pi-chin-tzé,** *Piper cubeba* Lin., arbre qui croît dans les îles de la Malaisie à Java, à la Nouvelle-Guinée, etc. Les fruits sont utilisés comme stimulants et aphrodisiaques. Leur décoction est aussi recommandée dans l'hystérie, la mélancolie et dans quelques paralysies. Les médecins ne leur attribuent point, comme on le voit, des propriétés antiblennorrhéïques.

Taxinées (L.-C. Richard).

Gin-kô-tzé, malacônes du *Salisburia adianthifolia* Sieb. et Zuccar. *Fl. jap.* II, tab. 136; *Ginkgo biloba* Thumb. *Fl. jap.* p. 358. — On retire de l'amande intérieure du *Gin-kò* une huile douce, à saveur agréable, et qui trouve son emploi dans la pharmacie chinoise ou japonaise.

Jong-hang-song, résine qui exsude du tronc et des branches du *Juniperus chinensis* Lin.; *J. barbadensis* Thumb. *Fl. jap.* 264. — Entre dans les préparations emplastiques.

Pé-song-tzé, cônes de cyprès attribués au *Cupressus sempervirens* Lin.; Lour. *Fl. coch.* 711. (Propriétés astringentes.)

Song-yûen-pé, c'est-à-dire *arbre cyprès-genièvre*, strobiles du *Thuja orientalis* Lin.; Sieb. et Zuccar. *Fl. jap.* II, 31; Lour. *Fl. coch.* 712. — On emploie l'amande intérieure des graines, qui portent le nom de **Foû-tzé.** Les feuilles sont prescrites sous forme de poudre ou de pilules.

Abiétinées (L.-Richard).

Tâ-song, résine du *Pinus sinensis* Lamb. *Pin.* III, tab. 2; Endlicher *Syn. conif.* 153; Benth. *Fl. Hong-K.* 337, arbre de toute la Chine montagneuse.

Chang-song, résine du *Cunninghamia sinensis* R. Brown; Sieb. et Zuccar. *Fl. jap.* II, p. 7; Benth. *Fl. Hong-K.* 337; *Pinus lanceolata* Lamb. *Pin.* tab. 24; *Belis jaculifolia Salisbury*, in *Act.* Lin. VIII, 315, arbre de la Chine littorale et du Japon. (Mêmes propriétés que celles de la précédente.)

Obs. — On se sert encore de la résine et des écorces d'une espèce de pin des montagnes de la Tartarie et du Thibet, et nommé

Pé-go-sông, pour en composer avec de l'huile, un onguent renommé dans ces contrées. Le pollen du *Pinus sinensis*, nommé **Pé-Hang-hôang**, entre dans la composition des poudres composées destinées à combattre les phlegmasies des voies respiratoires.

Aroïdées.

Fan-yû, rhyzomes de colocase, *Colocasia indica* Kunth, *Enum.* III, 39; Benth. *Fl. Hong-K.* 343; an *Arum colocasia* Lin.; Pers. *Syn.* II, 574? — Les rhyzomes torréfiés et pulvérisés, sont peu employés dans la pharmacie; on assure que les feuilles fraîches servent, à l'extérieur, pour résoudre les tumeurs anciennes, et qu'elles sont efficaces contre la morsure des serpents venimeux.

Tèou-yû, rhyzomes du *Caladium esculentum* Wild.; Pers. *Syn.* II, 575; *Arum esculentum* Lin. (Mêmes propriétés que celles de la colocase.)

Obs. — Au Japon, on emploie comme abortif la poudre du *Dracontium polyphyllum* Thumb.

Chan-pô-tzé, racines d'acore produites par l'*Acorus gramineus* Ait. *Hort. kew.* I, 474; Morr. et Decaisne, in *Ann. sc. nat.* (1834); *Acorus calamus* var. Lour. *Coch.* 259; Benth. *Fl. Hong-K.* 345. — Les racines d'acore, plante qui abonde dans les marécages de la Chine centrale et méridionale, et surtout à Shang-haï, sont fort recherchées à cause de leur odeur pénétrante et de leur saveur chaude et aromatique. La décoction en est cordiale, stimulante et tonique.

Typhacées.

Poû-hoâng, épis florifères du *Typha latifolia* Lin.? Lour. *Fl. coch.* p. 675, plante des lieux marécageux de l'Europe, tempérée et assez commune à Shang-haï, à Tché-fou et ailleurs.

Les médecins attribuent au *Pou-hoâng* des propriétés diurétiques et astringentes. Ils l'emploient quelquefois dans le traitement de la blennorrhagie simple.

Obs. — On trouve dans les pharmacies deux autres plantes aquatiques, dont les vertus médicinales ne sont pas bien déterminées. Ce sont : le **Shû-yun**, *Lemna minor* Lin., et le **Hoâng-pin-lien**, *Hydrocharis morsus ranæ* Lin. J'ai rencontré ces deux espèces dans les mares de Shang-haï.

Scytaminées.

Hiang-hia-tsan, fruits secs du bananier, *Musa paradisiaca* Lin., arbre propre aux régions tropicales des Indes-Orientales. (Propriétés adoucissantes et béchiques.)

Tsan-kiang-tzé, graines du balisier des Indes, *Canna indica* Lin.; Roxb. *Fl. ind.*; Benth. *Fl. Hong-K.* p. 349, plante des Indes-Orientales, et cultivée dans les jardins.

Kiang, racines de gingembre, *Zinziber officinale* Roscoë; Nées ab Esemb.; *Amomum zingiber* Lin.; Lour. *Fl. coch.*, etc. — Le gingembre entre dans presque tous les remèdes toniques et stimulants des Chinois. Il est prescrit soit en décoction à l'état frais, ou desséché, soit en poudre ou torréfié. Les rhyzomes frais de gingembre se conservent dans du sirop de sucre ou de miel, ou bien encore sous la forme de confits.

Hiâng-kiang, rhyzomes du grand galanga, *Alpinia galanga* Swartz, *Obs.* p. 5; Roxb. *Fl. ind.* I, p. 59; Benth. *Fl. Hong-k.* 348; *Amomum galanga* Lour. *Fl. coch.* 7, plante des régions chaudes de l'Asie intertropicale, et souvent cultivée dans le sud de la Chine. Le grand galanga (Rumphius) est cordial, stimulant et sternuatoire; on l'emploie dans les coliques, les gastro-entérites, les vomissements, etc.

Léang-kiang, rhyzomes du petit galanga, *Alpinia chinensis* Rosc. in *Lin. trans.* 8, 346; Benth. *Fl. Hong-K.* 369; *Hellenia chinensis* Wild. *Sp.* 1, 5. — Le petit galanga (Rumph.) possède les mêmes propriétés que le précédent. On emploie également les rhyzomes de zédoaire, et principalement ceux du *Kæmpferia rotunda* Lin., nommés **Ho-nin** par les Chinois, et apportés par le commerce des Indes-Orientales.

Téôu-hô-tzé, graines de cardamome, *Amomum cardamomum*

Lin.; Pers. *Syn.* I, p. 2; Lour. *Fl. coch.* 4, plante spontanée au Cambodje et dans les Indes-Orientales. (Mêmes propriétés que celles du galanga.)

Téôu-kô-tzé, graines de cardamome moyen, *Amomum medium* Lour. *Fl. coch.* 6. — Loureiro dit que cette plante croît dans la province de Yun-nan, en Chine: Wildenow pense que l'*Amomum repens* de Loureiro n'est autre que le *Languas vulgare* Kœnig in Retz, *Obs. bot.* fasc. III, p. 50, synonyme atttribué par Bentham, in *Fl. Hong-Kong.* 348, à l'*Alpinia galanga.* Ces graines et celles nommées **Hô-tsan-tzé** (*Amomum villosum* Lour.) proviennent des régions chaudes et montagneuses de la Cochinchine et des Indes-Orientales. Les Chinois les emploient comme condiment dans la plupart des mets servis sur leurs tables. Les médecins les prescrivent aussi comme toniques, stimulantes et fébrifuges. Ils assurent que les graines de cardamome ont la propriété de guérir la chlorose et d'arrêter le flux leucorrhéique.

Kiang-hôang et **Tsan-lan,** racines de *Curcuma longa* Lin., nommé quelquefois *safran des Indes.* — Cette plante, originaire de la Malaisie et des Indes-Orientales, est fréquemment cultivée dans la Chine méridionale pour ses racines, qui sont tinctoriales. La médecine utilise les racines du *Curcuma longa* et celles du *C. rotunda,* nommées **Tsang-kiang,** comme étant emménagogues et diaphorétiques. Elle les emploie aussi dans le traitement de l'ictère, les douleurs du ventre, et dans le cas de menstruation difficile. A l'extérieur, le curcuma sert dans plusieurs affections de la peau; on les dit vulnéraires, et dans ce cas on les applique fraîches, sous forme de pulpe, soit sur les contusions récentes, soit sur les anciennes blessures incomplètement cicatrisées.

Dioscorées.

Taô-yû, rhyzomes du *Dioscorea batatas.* Decaisne, in *Revue horticole* (1852).

Tsân-yû, rhyzomes du *Dioscorea oppositifolia* Thumb. *Jap.* 151; Benth. in *Fl. Hong-K.* 368. — Les rhyzomes féculents de ces deux espèces de *Dioscorea* sont conservés pour l'usage pharmaceutique dans du sirop de sucre. On les recommande dans les cas de phthisie pulmonaire et les phlegmasies des voies respiratoires.

Obs. — On trouve dans quelques pharmacies les fleurs sèches du *Narcissus tazetta* de la famille des amaryllidées. Ces fleurs sont nommées **Chou-lien-hôa**; on les recueille autour des tumulus dans la province de Chan-tong. J'ignore leurs propriétés médicales.

Asparaginées.

.... Rhyzomes du *Polygonatum japonicum* Morr. et Decaisne in *Ann. sc. nat.* (novembre 1834); *Convallaria polygonatum* Thumb. *Fl. jap.* 142. non Lin. — Les rhyzomes de cette espèce, que Thumberg paraît avoir confondue avec le *P. vulgare* Desf. (*Convallaria polygonatum* Lin.), sont mangées dans le nord de la Chine et au Japon, comme chez nous les asperges. On les conserve soit dans du sirop de sucre, soit dans du vinaigre. J'ai remarqué ces rhyzomes sur le marché de Yan-taï (près du camp de Tché-fow), et j'ai rencontré la plante dont il s'agit dans la partie montagneuse et boisée, au nord de cette dernière ville. Je n'ai pu retrouver son nom indigène.

Toû-fou-lin, racine de squine, *Smilax china* Kœmpf. *Amœn.* 781; Thumb. *Fl. jap.* 152; Lour. *Coch.* 763. — La squine est une plante des plus répandues dans l'extrême Orient, puisqu'on la trouve dans le sud de la Chine, en Cochinchine, au Japon et dans quelques îles de l'Océan indien. Elle passe pour être diurétique et sudorifique; on l'emploie aussi en décoction dans le traitement des névralgies rhumatismales et des maladies syphilitiques.

Pé-tsé-lin et **Tchüen-héoû-tsi**, racines de salsepareille produites par les *Smilax lanceæfolia* Roxb. *Fl. ind.* 3, 792, et *Smilax ovalifolia* Roxb. *Fl. ind.* 3, 794; Benth. *Fl. Hong-K.*

p. 370. — Les racines de ces deux salsepareilles, qui croissent en abondance à Hong-Kong et sur le continent chinois, à Kow-long, jouissent de propriétés identiques à celle de la squine.

Liliacées.

Lô-hôei, suc d'aloès produit par l'*Aloe vera* Pers. *Syn.* I, p. 378? *A. perfoliata* Lour. *Fl. coch.* 252, non Lin. — Le suc d'aloès, que l'on trouve desséché dans les pharmacies chinoises, y est introduit par le commerce étranger. On l'emploie comme purgatif, emménagogue et vermifuge.

Hiüen-hôa, fleurs de l'*Hemerocallis fulva,* plante cultivée dans presque tous les jardins. — Loureiro assure que les fleurs d'hémérocalle fraîches ou conservées dans le vinaigre, sont pour les Cochinchinois un des condiments culinaires les plus estimés.

Les fleurs sèches de l'*Hemerocallis flava* Lin., **Ma-lan-hôa** des Chinois, plante spontanée dans les lieux rocailleux des environs de Yan-taï (Tché-fow), sont employées comme calmantes et antispasmodiques.

Pé-hôa, fleurs du lis blanc, *Lilium candidum* Lin. — Cultivé dans les jardins pour la beauté de ses fleurs et pour les bulbes dont la pharmacie fait usage. (Propriétés émollientes.)

Tsoûn, *Allium sativum* Lin., plante cultivée dans toute la Chine. Les bulbes jouissent de propriétés diurétiques diaphorétiques et même béchiques. (Loureiro.)

Kiaï-pé, bulbes d'une espèce d'aïl des lieux incultes de la Chine littorale. Cet *Allium,* qui est bien voisin de l'*A. triquetrum* Lin. an Lour. *Fl. coch.* 250? est considéré comme émollient et résolutif.

L'ognon commun, **Tsoun-tsé**, *Allium cepa* Lin., serait diurétique et diaphorétique.

Commélinées.

Mô-tôû-yüen, tiges feuillées du *Commelina vulgaris* Lin.; Kunth, *Enum,* 4, 50; Bentham, *Fl. Hong-Kong,* p. 376, commun à Shang-haï. — La plante émolliente et laxative est employée principalement en infusion à l'intérieur dans les maladies des voies respiratoires. Les feuilles fraîches s'appliquent sur les contusions.

Cypéracées.

Hiang-fô-tsâo, rhyzomes aromatiques du *Cyperus rotundus* Lin.; Kunth, *Enum.* II, p. 58; Benth. *Fl. Hong-Kong*, p. 387, plante dont l'aire de végétation est très étendue dans les régions tempérées et tropicales des deux mondes. — Les rhyzomes desséchés ou torréfiés possèdent pour les Chinois des propriétés médicales nombreuses. On les emploie dans les phlegmasies viscérales et dans les maladies qui affectent l'utérus. On les dit diurétiques, emménagogues et antileucorrhéiques.

Pé-tsaï, bourgeons tubériformes et souterrains de l'*Heleocharis tuberosa* Schultes, *Mant.* II, p. 86; *Scirpus tuberosus* Roxburg, *Fl. ind.* 1, 213, plante cultivée dans les provinces centrales. — Le *Pé-tsaï*, dont il se fait un commerce important à Shang-haï, est recherché à cause de sa saveur douce et délicate. On le mange cuit sous la cendre, ou bien encore à l'état de conserve dans du sirop de sucre (1).

Graminées.

Kô-liang, graines torréfiées du *Zea maïs* Lin.; Thumb. *Jap.* 37. (Propriétés toniques et fortifiantes.)

Y-yn-gin, graines du *Coïx lacryma* Lin.; Thumb. *Jap.* p. 37. — Plante cultivée pour ses graines (*larmes de Job*), dont on fait des colliers, des chapelets, etc. En médecine, on leur attribue des propriétés diurétiques et fortifiantes.

Kân-ché, sucre indigène non raffiné ou cassonade, employée

(1) Kunth (*Enum.* II, p. 154) fait suivre la description de l'*Heleocharis tuberosa* de la note suivante : « Radix esculenta, ob vim salutarem valdè » celebrata. Nil nisi forma bulbifera *Heleocharidis plantagineæ* R. Brown » esse videtur, sententiâ Neesianâ. »

dans l'Empire chinois[1], soit pour la préparation des conserves, soit pour édulcorer les infusés ou décoctés médicamenteux. On l'obtient en faisant évaporer le suc de la canne à sucre, *Saccharum officinarum* Lin.; Kunth. *Enum.* I, p. 474; Benth. *Fl. Hong-K.* 419, plante cultivée dans les provinces méridionales, à Formose, dans le Tonking, en Cochinchine et dans toute l'Asie intertropicale.

Obs. — On trouve chez les pharmaciens de la cassonade blanche, ainsi que des gros cristaux de sucre coloré. Ce dernier est prescrit comme béchique et pectoral.

Y-tzé-gin, semences de riz, *Oryza sativa* Lin., ou **Mi** des Chinois. — Le riz sert presque exclusivement à la nourriture de tous les peuples de la Malaisie, de la Cochinchine, de la Chine et du Japon. On le cultive en grand dans les provinces centrales et méridionales de l'Empire, dans les royaumes de Siam et du Cambodje, et dans la Cochinchine française.

Nous avons déjà vu qu'on retirait par la fermentation des semences de riz, et ensuite par la distillation, une liqueur alcoolique nommée *Sam-tchou*, dont il se fait une consommation considérable.

Le décocté de riz est recommandé dans les cas de gastro-entérites et de dyssenteries. La poudre de riz torréfié serait, à l'extérieur, un excellent siccatif dans les plaies suppurantes.

Kô-yè, semences des *Panicum miliaceum* et *P. italicum*, plantes cultivées dans les provinces du Nord pour en obtenir les graines, qui sont alimentaires. Sous le nom de **Han-lô-lâo**, on emploie en pharmacie les épis des *Panicum* déformés par suite de la présence de quelque maladie charbonneuse, et couverts encore d'*uredo*.

Fan-yè et **Choû-yè**, jeunes tiges de bambou, *Bambusa tulda* Roxb. *Fl. ind.* 2, 193, et *Bambusa arundo* Rupr. *Bamb.* p. 53; *Arundo bambos* Lin. — La pharmacie tire parti des feuilles, des écorces, de la tige, des racines, et principalement des jeunes bourgeons du bambou. Les feuilles sont émollientes, et sont employées fréquemment dans la toux, les maux de gorge, etc. Les écorces et les tiges seraient astringentes et utilisées dans plusieurs hémorrhagies des membranes muqueuses, les pertes utérines, etc. Enfin, les racines et les jeunes pousses sont considérées comme étant diurétiques, sudorifiques et diaphorétiques.

On conserve les jeunes tiges dans du sirop de sucre ou de miel.

Y-tsâo, fleurs du *Phragmites Roxburgii* Kunth, plante répandue dans plusieurs contrées des Indes-Orientales, à Ceylan, aux îles Philippines, au Japon et dans la Chine littorale. (Propriétés émollientes et pectorales.)

Tâo-yâ, semences d'orge, *Hordeum hexastichon* Lin. var. *nudum* Siebold. — Cette variété de l'orge, à six rangs et à graines nues, est cultivée au Japon et dans les provinces centrales de la Chine à cause de sa précocité. On retire des semences une sorte d'amidon nommé **Kian-fen**. (Propriétés émollientes.)

Ché-hoêi, nard indien, racines attribuées au *Nardus indica* Lin. par Loureiro, et au *Valeriana jatamansi* Roxb. par quelques savants pharmacologistes de nos jours. -- Les racines de nard, que j'ai eu l'occasion de voir, se rapportent assez bien à la description que Loureiro en donne dans son *Flora cochinchinensis,* p. 57, et dont l'*habitat,* d'après ce botaniste, est indiqué dans les montagnes occidentales de l'Empire chinois. Le *Valeriana jatamansi* serait une plante spéciale aux lieux montagneux des Indes-Orientales. Les racines de nard indien entrent dans les préparations stimulantes et aphrodisiaques.

Obs. — On trouve aussi dans les pharmacies le **Mâo-hiang,** tiges aromatiques de l'*Andropogon schœnanthus* Lin., autrefois employées dans notre matière médicale sous le nom de *Schœnanthe jonc odorant*. Cette plante est souvent cultivée dans les jardins, en Chine et en Cochinchine; ses tiges, de couleur jaune-pâle, à odeur balsamique et à saveur un peu amère, passent pour être toniques, stimulantes et emménagogues.

Kin-tsâo-ché, tiges et semences du *Sorghum saccharatum* Pers. *Syn.* I, p. 101; *Holcus saccharatus* Lin.; Lour. *Fl. coch.* 792. — Le sorgho à sucre est cultivé dans les provinces du centre et du Nord pour en retirer les graines qui peuvent servir à l'alimentation. Dans le Kouang-tong, on tire parti du suc des tiges de sorgho, et ce suc étant ajouté aux liqueurs fermentées des semences des graminées, sert à obtenir un rendement alcoolique beaucoup plus considérable. Les graines de sorgho sont torréfiées pour l'usage de la pharmacie.

Palmiers.

Ping-lan, noix d'arec, graine ou nucleus interne du fruit de l'aréquier, *Areca cathecu* Lin., arbre qui croît en abondance dans les régions tropicales et littorales de l'Asie, de la Malaisie, etc.

Obs. — La pharmacie emploie séparément le mésocarpe, enveloppe extérieure du fruit, **Tâ-sông-pi,** lequel est constitué par un tissu fibreux, épais et résistant, et l'endocarpe, qui est la noix interne *Ping-lan.* C'est principalement avec la noix d'arec que les peuples des régions tropicales et littorales de l'Asie mâchent les feuilles de bétel.

Le décocté du tissu fibreux *Tâ-song-pi* serait diurétique; celui de la noix d'arec est astringent, et employé comme tel par les médecins chinois. Nous avons déjà dit qu'on retirait de la noix d'arec une sorte de cachou cubique et très impur nommé *Ping-lan,* du nom du fruit qui le produit. Loureiro dit toutefois le contraire, et refuse aux noix d'arec des propriétés astringentes. L'opinion de Loureiro nous paraît d'autant plus exagérée, que les cachous extraits du *Mimosa cathecu* et du *Nauclea gambir* sont parfaitement connus à la Chine, et ont une dénomination toute différente.

Tsi-choui-mia, fécule extraite du stipe du palmier sagou, *Sagus Rumphii* Wild., arbre très abondant dans toutes les Moluques. (Propriétés nutritives et fortifiantes.)

Tsoun-ka, tiges souterraines du *Rhapis flabelliformis* Lin. ; Kunth, *Enum.* III, p. 251 ; Benth. *Fl. Hong-K.* p. 340. — Ce palmier, originaire du sud de la Chine et des îles Lôo-chôo, est cultivé au Japon pour ses feuilles avec lesquelles on fabrique des éventails. Les racines seraient astringentes.

Obs. — Le cocotier, **Yaï-tsé** des Chinois (*Cocos nucifera* Lin.), est un palmier excessivement abondant dans l'Asie littorale et intertropicale. On retire des fruits parvenus à maturité une huile fine, à saveur douce, et dont il se fait un commerce considérable pour l'usage domestique.

Équisétacées.

Mo-tsé, c'est-à-dire *herbe cheval,* s'applique aux tiges feuillées de l'*Equisetum hiemale* Lin. ? Thumb. *Fl. jap.* p. 328 ; Lour. *Fl. coch.* p. 823. — On lui attribue des propriétés diurétiques et diaphorétiques.

Fougères.

Tché-mô, tiges souterraines de l'*Osmunda regalis* Lin. var. *biformis* Hook. in *Kew. journ. bot.* 9, 360; Benth. *Fl. Hong-Kong.* p. 440; *O. japonica* Thumb. *Fl. jap.* p. 330. — L'osmonde royale, dont l'*area* paraît être fort étendu, puisqu'elle est signalée dans toute l'Europe, l'Amérique du Nord, l'Afrique australe, les Indes-Orientales, la Chine et le Japon, est employée dans la médecine vétérinaire.

Poû-tsûi, frondes et rhyzomes du *Mertensia dichotoma* Wild.; *Gleichenia dichotoma* Benth. *Fl. Hong-K.* 442 ; *Polypodium dichotomum* Thumb. *Fl. jap.* tab. 37. — On attribue à cette fougère, qui est commune à Hong-Kong et dans toute la région asiatique intertropicale, des propriétés reconstituantes, anthelmintiques, etc.

Ché-hoêï, frondes du *Pteris semipinnata* Lin. ; Hook. *Sp. filic.* 169; Benth. *Fl. Hong-K.* 448. — Les frondes de cette fougère sont prescrites en infusion dans les maladies des voies respiratoires. Le *Pteris semipinnata,* qui croît spontanément sur les vieilles murailles autour de Shang-haï et de Hong-Kong, est le succédané en Chine du capillaire d'Europe ou du Canada; cette fougère se retrouve dans l'île de Ceylan, aux Indes-Orientales et au Japon.

On utilise quelquefois dans les bronchites simples les frondes du *Polypodium lingua* Swartz; *Nipholobus lingua* Spreng.; *Acrostichum lingua* Thumb. *Fl. jap.* 331, plante indiquée par Bentham à Hong-Kong, et que j'ai rencontrée sur les vieux arbres à Singapoor.

Obs. — Une hépatique assez commune dans les lieux montagneux de Tché-fow et nommée **Koui-pé**, est apportée sur les marchés des villages, où elle est vendue à vil prix. On l'emploie en infusion comme succédanée du thé.

On trouve dans quelques pharmacies un lichen de la tribu des *Cétrariées*, nommé **Tien-hôa**, qui passe pour être émollient et béchique.

Champignons.

Pé-kiôu, *Agaricus campestris* Lin. *A. edulis* Bull. — Ce champignon, qui est pour ainsi dire cosmopolite, est apporté sur les marchés à Shang-haï et à Tien-tsin pour l'usage alimentaire. Dans les pharmacies, on le trouve à l'état sec ou torréfié. (Propriétés émollientes.)

Obs. — Dans les cas d'empoisonnement par les champignons vénéneux, on recommande la décoction des feuilles du *Lycium sinense* (solanées) avec la racine de réglisse; le décocté obtenu est mélangé avec du lait. On prescrit aussi la décoction des racines de **Tong-koua**, espèce inconnue d'angélique ou d'impératoire.

Hoûa-ché, *Polyporus versicolor* Fries; *Boletus versicolor* Lin.; Lour. *Fl. coch.* 852, champignon commun dans toute l'Europe, et qui se retrouve en Cochinchine et dans les lieux boisés autour de Yan-taï (nord de la Chine). On l'apporte récemment cueilli sur les marchés, où il est vendu comme remède dans les maladies inflammatoires du poumon et des intestins.

Chou-lin-hoûa, *Polyporus lucidus* Fries, *Syst. myc.* I, p. 35;

Boletus lucidus Leyss.; *B. obliquatus* Bull. — Commun dans les lieux boisés à Yan-taï, dans le Chan-tong.

Obs. — A Tien-tsin, on donne le nom de **Chou-lin** aux stipes du *Polyporus lucidus,* observé plusieurs fois sur le marché du camp de Tché-fow. On le vend comme succédané du vrai **Chou-lin**, que nous savons aujourd'hui être un champignon hypogé du genre *Pachyma, P. tuber regium* Fries. Le **Chou-lin-hoûa** est employé dans la médecine vétérinaire.

Ma-pô, enveloppe extérieure et masses sporiques d'un *Lycoperdon* volumineux; an *L. bovista* Lin.?

Mô-y. — Je rapporte à l'*Exidia auricula judæ* Fries, *Syst. myc.* II, p. 220; *Peziza auricula* Lin.; Lour. *Fl. coch.* 885; *Tremella auricula* Lin. *Sp. pl.*, un champignon desséché, et dont il se fait un commerce considérable dans le nord de la Chine pour l'usage alimentaire. On lui attribue des propriétés émollientes et antiphlogistiques. (Lour. *loc. cit.*)

Obs. — Clusius (Lécluse) est le premier qui ait fait mention de ce champignon, dont il donne une figure grossière. Après une description à la façon du temps (1601), il ajoute : « Vulgus auri-» culam Judæ nominat, cartilagineâ enim et membranaceâ est » substantiâ, quæmadmodum auris..... Solet is fungus, tametsi » non esculentus, a plerisque adversari exsiccatus, in usum : » Nam in gutturis tumoribus, acetum in quo maceratus est, » exhibere solent, ad gargarigandum et guttur eluendum. »

On trouve également sous le nom de **Mô-y** le *Phlebia mesenterica* Fries, lequel doit servir probablement aux mêmes usages.

Fou-lin et **Pé-fou-lin,** *Pachyma hoelen* Fries, *Syst. myc.* II, p. 243; *P. coniferarum* Horaninow. — M. Berkeley s'est occupé dans un travail *sur quelques productions végétales tubériformes de la Chine* (1), de l'étude botanique et chimique de cette singulière production, qui jouit d'une grande célébrité dans la thérapeutique chinoise. Ce cham-

(1) *On some tuberiform vegetable productions from China*, by J. Berkeley, in *Journal of the proceedings of the Linnean society,* III, n° 10, p. 102 (1858).

pignon hypogé, que M. Berkeley rapporte, à tort selon nous, au *Pachyma cocos* Fries [1], est décrit et figuré depuis bien des siècles dans le *Pen-tsâo*, l'un des recueils les plus anciens de botanique chinoise.

Le *Fou-lin* croît en parasite sur les racines des vieux pins *(Pinus sinensis* et *P. longifolia)*. Il est presque sphérique, de la grosseur des deux poings, noirâtre à l'extérieur par suite de la dessication ; la substance intérieure en est blanchâtre, dure et pesante. Pour l'usage de la pharmacie, le meilleur *Fou-lin* provient des montagnes *Chan-hoûa*, dans la province de Tssé-tchüen. La saveur et l'odeur en sont agréables, et on le prescrit, soit sous la forme pilulaire, soit en décoction, dans le traitement de plusieurs maladies, et principalement celles qui affectent les poumons, les voies digestives et urinaires, etc. M. Berkeley a constaté que la substance blanche du *Fou-lin* était composée de pectine pure, sans trace de fécule; aussi, les Chinois peuvent-ils en former des gelées fort agréables à manger.

Le **Chou-lin** est une autre espèce de tubéracée avec laquelle on fabrique des gâteaux, qui sont vendus dans les rues de Shang-haï. Ce champignon est également décrit dans le *Pen-tsâo* [2]; il croît en parasite sur les racines

(1) Le *Pachyma cocos* Fries, l'une des trois espèces du genre, est un champignon particulier à l'Amérique subtropicale. Le *Pé-fou-lin* doit être attribué au *Pachyma hoelen* de Fries. Voici ce qu'en dit cet auteur :

« *P. hoelen* (Sinensium), oblongùm, cortice ruguso, extùs intùsque » sordidè flavescens.

» Magnitudo capitis infantis. — Medicamentum preciosum, Theæ » instar, ad vires corroborandas, in phtisi, etc. usitatum. — Sub terrâ » arenosâ in Chinâ, provinciæ *Suchensi*. »

(2) La rareté et surtout le prix élevé du *Fou-lin* ont dû faire rechercher et introduire dans la matière médicale chinoise des substances analogues spéciales aux contrées avoisinantes. Tel est le *Chou-lin*, que je n'hésite pas à croire être aujourd'hui le *Tuber regium* de Rumphius, *Amb.* p. 120, t. LVII (1750). La description que Friès donne de ce champignon se rapporte exactement au *Chou-lin* des Chinois.

« *Pachyma tuber regium* Fries, *Syst. myc.* II, p. 243. — Obliquè d'un arbre nommé **Fong-chou,** *Acacia* ou *Mimosa*....... et ressemble beaucoup au *Fou-lin,* dont il a la même composition chimique. On l'emploie en médecine dans les phlegmasies du poumon et de la vessie. Ces deux substances sont encore en Chine d'un prix élevé et nullement en rapport avec les services qu'elles peuvent rendre à l'art de guérir.

Algues.

Chin-chou, *Laminaria saccharina* Lamouroux; *Fucus saccharinus* Lin.; Thumb. *Fl. jap.* 346; Lour. *Fl. coch.* 847. — On lui attribue des propriétés nutritives et aphrodisiaques.

Obs. — La laminaire saccharine séchée à l'air libre, après avoir été lavée dans de l'eau douce, donne lieu à un commerce important, surtout dans les provinces centrales et du nord de la Chine, où cette algue est recherchée comme substance alimentaire. On retire de la décoction du *Chin-chou,* incisé à petits fragments, une gelée à laquelle on ajoute soit du sucre, soit des aromates. Les Chinois ont la croyance que toutes les plantes qui croissent dans la mer ont la propriété de rendre l'homme plus fort et plus vigoureux; aussi se font-ils servir cette gelée dans leurs principaux repas.

Tsai-hôa est le nom donné au *Conferva corallina* Loureiro, *Fl. coch.* 848, non Lin., et qui est probablement le *Conferva corallinoïdes* Lin.; *Griffithsia corallina* Ag. — Cette algue, de la tribu des floridées, produit par sa décoction une gelée analogue à celle du *Chondrus crispus* Duby, et que l'on sert comme le *Chin-chou* sur la table des Chinois et des Japonais.

Haï-tzé, c'est-à-dire *graines de la mer,* et que nous appelons vulgairement encore *raisin des tropiques.* — *Sargassum*

» rotundatum, cortice tuberculoso, glabro, nigro; — Magnitudo pugni, » interdùm capitis infantis. — Cortex tuberculosus, foveolatus, absque » fibrillis, ad colorem nigrum, seu terreum lapidem referens. — Intùs » album, cretaceum, inodorum et insipidum. — In medicina Orientalium » laudatum contra diarrhœam, faucium dolores, febres, etc. — Sub terrâ » montium in Molluccarum insulis. Apr. — Oct. »

bacciferum Agardh; *Fucus natans* Lin.; Lour. *Fl. coch.* 845. — On lui attribue des propriétés vermifuges.

Loû-jong-tsâo, qui veut dire *la médecine* (qui détruit) *les vers de l'intestin*, est un mélange de plusieurs espèces d'algues du littoral; prescrit en décoction comme anthelminthique.

3e SECTION.

MATIÈRES ORGANIQUES ANIMALES.

L'homme pendant la vie **(Gin)** contribue pour sa part à doter la matière médicale chinoise de quelques produits spéciaux encore usités aujourd'hui. Je citerai entre autres les *cheveux* torréfiés et employés sous la forme pilulaire dans la maladie *Ou-pé-lay* (fièvre à taches violettes); la poudre de cheveux arrête aussi les vomissements de sang. Les *urines* de femme et d'enfant, ainsi que les résidus obtenus après leur évaporation et calcination, sont vantés contre les abcès, et peuvent résoudre les tumeurs. Le *placenta* humain étant torréfié, entre dans la composition de certaines pilules, qui ont la vertu de favoriser l'accouchement et d'expulser le fœtus. Les *matières fécales* récentes ou torréfiées sont également employées, délayées dans de l'eau, contre l'hydrophobie et pour combattre quelques empoisonnements. Il est à présumer, dans ce dernier cas, que les matières dont nous venons de parler ne peuvent agir, pour provoquer les vomissements, que par l'excès de dégoût qu'elles doivent inspirer aux malades.

Obs. — Les Chinois ont tellement de respect pour leurs morts, qu'ils n'osent enlever aucune partie molle ou solide des cadavres, afin d'en composer des médicaments. Il est fait exception toutefois à ce respect dû aux morts en présence d'un ennemi mort sur le champ de bataille, et dont le corps appartient à celui qui l'a tué. Ce dernier en extrait alors *la vésicule biliaire,* après avoir ouvert le côté droit du cadavre au moyen d'un couteau. M. le Dr Larivière nous apprend que la vésicule biliaire d'homme est considérée comme un remède souverain dans les maladies des yeux. Cette substance se vendait, il y a quelques années, au prix de 64 fr. [1]. Aujourd'hui, ce genre de denrée est beaucoup moins cher, à cause du grand nombre de rebelles *Tai-pings* faits prisonniers par les troupes impériales, et qui sont invariablement condamnés à la peine capitale.

Mammifères.

Ou-lin-tzé, excréments desséchés ou torréfiés de chauve-souris, *Vespertilio* Spec.....

Siang-pi, peau et trompe desséchée ou torréfiée de l'éléphant, *Elephas indicus* Cuv. — La peau et la trompe d'éléphant jouissent d'une grande réputation, et sont d'un prix fort élevé. On emploie également les défenses, **Siang-ya,** et les os calcinés à blanc, pour combattre les phlegmasies viscérales.

Tsuâng-hiang-kia, épiderme solide du Tatou, *Dasypus* Spec..... — J'ai rencontré deux fois cette singulière enveloppe du Tatou dans les principales pharmacies de Yan-taï et de Tien-tsin.

Tsing-tai, zèbre ou âne sauvage du Chan-tong, *Equus zebra* Lin.? — On retire de la peau, et mieux encore des cartilages de cet animal, l'*hippocolle*, ou *colle de peau d'âne*, nommée **N'go-kiâo.** L'hippocolle est une espèce de gélatine animale aromatisée avec du musc, et fréquemment recommandée dans les maladies inflammatoires du poumon.

Fong-kio-teôu-mia, graisse extraite des bosses de chameau, *Camelus bactrianus* Lin. — On attribue à cette graisse des propriétés merveilleuses pour guérir les douleurs rhumatismales. La chair, le poil et les excréments torréfiés trouvent également une application probablement inutile dans l'art de guérir.

Tchang-hiang-ché, qui veut dire *daim qui décoche de l'odeur*, est le chevrotain porte-musc, *moschus moschiferus* Lin. —

(1) *Études sur la Médecine chinoise*, par M. Larivière, médecin-major de 1re classe au corps expéditionnaire de Chine. (*Journal de Médecine de Bordeaux*, 1863.)

Ce ruminant se rencontre dans les lieux montagneux et boisés du Tssé-chuen, du Yun-nan, du Fo-kien, du Chan-si, du Chen-si, etc.; il habite également le Thibet, la Tartarie et la Mongolie. On trouve dans les pharmacies deux sortes de musc, dont voici les noms :

Téôu-pan-hiang. — Ce musc, qui est le meilleur, est probablement celui que nous appelons *musc tonquin*. Il est d'une odeur forte et pénétrante, de couleur brun-noirâtre, granuleux et un peu onctueux au toucher.

Mi-hiang, musc de qualité inférieure, ou *musc en poudre*. — Celui-ci est en grains fort menus et plus déliés que le premier; il renferme souvent des matières étrangères destinées à en augmenter le poids.

Le musc, au dire des Chinois, purifie le mauvais air, chasse les miasmes putrides, guérit la mélancolie et préserve de la morsure des serpents.

Lou-kiâo-tchoang, bois de cerf fossile.

Obs. — Il est certainement curieux de voir employer par les médecins les ossements d'animaux fossiles provenant des terrains tertiaires, ou diluviens de l'île d'Haï-nan. Ces débris fossiles appartiennent à des espèces animales aujourd'hui éteintes, et sont généralement nommées **Long-hoû,** qui veut dire *vieux dragon*. On leur attribue des propriétés d'autant plus merveilleuses que les Chinois, pour qui la géologie est une science inconnue, ne peuvent expliquer la présence de ces restes d'animaux antédiluviens dans les cavernes de l'île d'*Haï-nan*. Ils supposent donc que ces ossements appartenaient à leurs animaux fantastiques et surnaturels qu'ils nomment *dragons*, et qui jouent encore aujourd'hui un grand rôle dans le culte religieux du Céleste Empire.

Loû-jong, corne de cerf, *Cervus elaphus* Lin. — On l'emploie incisée ou torréfiée dans les maladies inflammatoires du poumon, de la vessie, des intestins, etc.

Niéôu-hôang, bézoard de vache. — Cette substance est fort chère à la Chine, et a plus de valeur que l'or. On recherche particulièrement le bézoard provenant des organes abdominaux des vaches du Chan-tong. Les médecins qui en prescrivent l'usage prétendent que la poudre du *Nieôu-hôang* guérit les catarrhes pulmonaires opiniâtres et les plus anciens.

Le *fiel de bœuf* est aussi un remède des plus estimés dans le traitement des maladies des voies digestives.

Obs. — On recommande dans quelques cas spéciaux l'usage de l'urine fraîche de buffle (*Bos bubalus* Lin.), et, à défaut, les urines de cheval, de mulet ou de mule sauvage.

Hoâng-xé-ché, excréments de chèvre, *Capra œgagrus* Lin., et *Hoâng-hiang* des Chinois. (Propriétés probablement imaginaires.)

Obs. — Le lait est rarement employé comme médicament. Nous avons vu cependant qu'un mélange de *lait de femme* et de chromate de plomb était usité pour l'usage externe.

Le pénis *(Yang-houè)*, desséché ou torréfié de quelques mammifères, est prescrit, soit en décoction, soit en pilules, pour augmenter la puissance génitale de l'homme.

Oiseaux.

Tiâo-tchôa, pattes de vautour, hérissées de poils raides et spinescents. — Dans les pharmacies, on les trouve desséchées ou torréfiées.

Obs. — Le sang et la fiente de plusieurs oiseaux domestiques entrent dans la composition de quelques médicaments internes. La fiente de poulet, par exemple, est prescrite contre les ballonnements du ventre; le sang de canard ou de poulet est un spécifique dans certains empoisonnements, etc.

Tchâo...? Les nids d'hirondelles salanganes (*Callocalia esculenta* Gray; *Hirundo esculenta* Lin.) constituent un des mets des plus recherchés par les classes élevées de la société chinoise. — Les médecins en recommandent l'usage comme étant stimulants et propres à restaurer les forces épuisées. Ces nids, que l'on se procure dans toutes les pharmacies et les drogueries au prix de 15 à 25 francs les *trente grammes*, proviennent de quelques îles de la Malaisie et des royaumes de Siam et du Cambodje.

Obs. — Nous empruntons à M. Moquin-Tandon [1] quelques détails intéressants sur la composition chimique des nids des salanganes. Plusieurs naturalistes, dit cet auteur, ont regardé ces nids comme composés avec le frai de certains poissons ou avec le mucilage de divers zoophytes; d'autres ont cru que l'oiseau les construisait avec le suc d'un arbre, avec les lanières d'un lichen, ou avec des algues gélatineuses. Il est reconnu aujourd'hui que les salanganes, à l'époque de la nidification, dégorgent une humeur muqueuse, sécrétée par leurs glandes salivaires ou par les cryptes de leur jabot. La matière des nids est une substance particulièrement azotée, analogue au mucus des animaux, se gonflant dans l'eau froide et beaucoup dans l'eau bouillante, qui peut en dissoudre la plus grande partie, mais incapable de produire une solution coagulable par le refroidissement. M. Payen a proposé de lui donner le nom de *Cubilose*. On trouve dans cette substance 90,25 pour 100 de matière animale et quelques sels.

Reptiles.

Long-pi, peau de couleuvre, *Coluber* Spec. — Dans la province de Ho-nan, et non loin de la ville de Nang-yang, on rencontre une espèce de couleuvre dont la peau est marquée de petites taches blanches. Cette peau est mise à macérer dans du vin pendant plusieurs semaines. L'œnolé qui en résulte est prescrit aux malades atteints de paralysies musculaires, et ce singulier remède serait, dit-on, très efficace. La peau, séchée et pulvérisée, est vantée dans les cas d'épilepsie.

Kin-ché et **Kin-sin-ché,** qui veut dire *serpent doré, Vipera* Spec..... — Il est souvent question dans les traités de médecine chinoise du *serpent doré,* dont la morsure est des plus dangereuses. On recommande dans ce dernier cas de boire chaud du vin, dans lequel on a fait bouillir du plomb métallique.

Le reptile *Kin-ché* étant torréfié en entier, se prescrit lui-même dans quelques empoisonnements.

Hôu-kong, salamandre terrestre, *Salamandra maculata* Lour.?

[1] *Éléments de zoologie médicale*. Paris, 1862.

vantée contre l'épilepsie. — On trouve dans les pharmacies des grenouilles et des crapauds torréfiés en entier, et dont la poudre entre dans la confection de quelques pilules.

Chéloniens.

Koûei-pan, tortue de terre, *Testudo indica* Lin. — On se sert dans la pharmacie du sang frais de tortue, ainsi que de la gélatine sèche (**Kouei-kiâo**) provenant de la décoction de l'animal privé de sa carapace. Les écailles **Pé-ka,** dont la réunion constitue la carapace, sont employées en décoction après avoir été incisées en petits fragments.

Hoû-koûei-ka, grande tortue des Indes, *Chelonia imbricata* Cuvier. — Les écailles **Hoû-ka** sont quelquefois torréfiées ou calcinées à blanc.

Poissons.

Kin-yù, ou *poisson doré, Cyprinus auratus....?* — Ce poisson, de la famille des *malacoptérygiens,* est souvent renfermé dans des globes de verre remplis d'eau comme objet d'ornement des riches habitations. Il passe pour être délétère.

Obs. — Les Chinois s'empoisonnent souvent à l'aide de ce poisson; il suffit pour cela de le piler frais dans un peu d'eau et d'avaler le tout. M. le Dr Larivière nous fait connaître les remèdes employés contre ce genre d'empoisonnement.

1° **Po-ho,** menthe cultivée; la décoction.

2° **Kan-lang,** fruit inconnu ressemblant à une olive; le suc.

3° **Loû-ken,** racine fraîche d'aloès; piler et prendre le suc.

4° **Gin-tchong-hoâng,** matières fécales délayées dans de l'eau et boire.

5° **Kin-ché,** serpent doré; la poudre ou la décoction *(M. Dabry).*

Obs. — On trouve dans toutes les pharmacies un poisson desséché en entier, long d'environ 30 à 35 centimètres, de la grosseur d'une anguille ordinaire et à museau très effilé. J'ignore les propriétés médicales de ce curieux poisson, qui est nommé **Loû-yu** par les Chinois.

Mo-yu? cheval de mer, ou hippocampe, *Syngnatus hippocampus* Lamark, poisson de la famille des cartilagineux ostéodermes. — Les charlatans essaient de persuader au peuple que l'hippocampe fait accoucher sans effort la femme dont la vie est menacée pendant le travail de la parturition. Il suffit pour cela de mettre un de ces poissons dans la main de la femme pour que sa délivrance ait lieu avec la plus grande facilité.

Mollusques.

Le test seul des mollusques marins ou fluvio-lacustres est employé dans la pharmacie chinoise, et presque toujours sous la forme de poudre. On ne calcine à blanc que les valves des *Ostrea* destinées à faire la chaux nécessaire à la mastication des feuilles de bétel. Le nombre des espèces de coquilles employées dans la pharmacie est peu considérable; nous avons toutefois observé les suivantes (1) :

Haï-piaô-siâo, os de sèche, *Sepia officinalis* Lin. — Employé à l'état de poudre comme absorbant et pouvant arrêter les diarrhées les plus opiniâtres.

Obs. — Les grands journaux politiques ont reproduit, au mois de juillet 1865, une lettre de M. le Consul de France à Shang-haï, adressée à S. Exc. le Ministre de l'Agriculture et du Commerce, au sujet d'un mollusque céphalopode nommé par les Chinois **Tsou-do-tzé,** qui signifie *poulpe qui fait du vinaigre.* D'après les renseignements fournis par M. le Consul de France en Chine, il suffirait de faire macérer pendant quelques jours le *Tsou-do-tzé* dans un mélange à parties égales d'alcool et d'eau, pour obtenir la transformation de la liqueur alcoolique en *acide acétique* plus ou moins étendu, selon la durée de la macération. *(Note ajoutée pendant l'impression.)*

Tsé-chué-ming, *Haliotis tuberculata* Lamark.

Haï-pô, *Cyprea cauris* Lam. — On trouve fréquemment cette coquille et la précédente chez tous les marchands de drogues. Portées sous forme d'amulette, elles passent pour

(1) Nous avons déjà publié dans une *Notice malacologique sur quelques points du littoral chinois,* les noms et les usages des mollusques les plus recherchés par les habitants de ces contrées. (*Journal de Conchyliologie,* 1863.)

un préservatif certain des maladies pestilentielles. Dans les pharmacies, on remplace souvent l'*Haliotis tuberculata* par l'*H. asinina* Lam. et le *Cyprea cauris* par le *C. caput-serpentis* Lam., coquilles abondantes sur le littoral de l'Océan indien.

Ché-yen, *Terebratula* (1 espèce) et *Spirifer* (1 espèce), fossiles de l'île d'Haï-nan. — La poudre de ces deux coquilles, que l'on nomme encore **Haï-fou-ché**, c'est-à-dire *pierre de mer*, est employée dans le traitement de la dyssenterie.

Li-zâ, valves de l'*Ostrea talienwanensis* Crosse, et autres espèces d'*Ostrea* calcinées à blanc et pulvérisées. — La poudre, mélangée avec le suc de quelques plantes, sert de caustique contre les ulcères charbonneux.

Haï-kô-siâo-tchoû, valves de l'*Arca granosa* Lamark, mollusque répandu dans tout l'Océan indien et les mers de la Chine; usitées à Tien-tsin et à Yan-taï.

Ko-fen, valves de l'*Unio tientsinensis* Crosse et Debeaux et de l'*U. Osbeckii* Philippi.

Obs. — Les perles extraites du *Meleagrina margaritifera* Lam., mollusque qui habite sur le littoral de Koûang-tong, entrent dans quelques poudres et pilules composées. Celles-ci possèdent naturellement des propriétés merveilleuses, à cause du prix élevé des substances qui les composent. Mais les Chinois ne se font aucun scrupule de substituer aux perles fines celles qu'ils retirent du *Dipsas plicatus*, naiadée des grands fleuves de la Chine, et, à défaut de ces dernières, la nacre des *Unio*, dont nous venons de parler.

A Shang-haï et à Tien-tsin, on apporte sur les marchés plusieurs mollusques fluvio-lacustres, qui servent à l'alimentation du peuple. J'ai remarqué les espèces suivantes : *Paludina quadrata* Bens. et *P. bengalensis* Lam., *Melania Fortunei* Reeve, *Unio Osbeckii* Phil., *Cyrena Largillerti* Phil., *Anodonta gibba* Benson, *Symphinota magnifica* var. *minor* Lea, etc. Dans les villes maritimes, il se fait une consommation incroyable de mollusques marins. Les plus recherchés sont les *Fusus colosseus* Lam., *Purpura luteostoma* Desh., *Rapana bezoar* Lam., *Murex monachus* Crosse, *Circe chinensis* Lam., *Artemis japonica* Reeve, *Lucina philippiana* Reeve, *Venus petechialis* Lam., *Mya arenaria* Lin., *Lingula hians* Sow., etc.

Tous ces mollusques sont invariablement bouillis dans l'eau avec une foule de condiments aromatiques.

Insectes.

Pan-mâo-tchong, mylabre du sida, *Mylabris pustulata* Oliv.; *M. sidæ* Fabr. — C'est l'insecte vésicant par excellence des Chinois. On l'emploie en poudre pour l'usage externe; il entre quelquefois dans la composition de certains emplâtres et onguents très renommés. Il m'a été impossible de savoir si le mylabre est prescrit à l'intérieur comme stimulant et aphrodisiaque. Les Chinois lui substituent souvent l'abeille commune (*Apis mellifica* Lin.), qui n'a aucune propriété vésicante.

Kiéoû-tchong-hiông, punaises grises vivant sur les saules (*Salix alba* et *S. babylonica* Lin.). — Elles se trouvent torréfiées dans les pharmacies. On fait usage également du **Tou-pô-tchong,** autre espèce de *Cimex* vivant sur les fleurs.

Tchong-ti-pô, peau de cigales ou de libellules. — La peau des cigales ou des libellules, qui n'est autre chose que l'enveloppe extérieure abandonnée par la nymphe au moment de sa métamorphose en insecte parfait, est vantée contre la petite vérole. On emploie ces enveloppes torréfiées sous la forme pilulaire ou de poudre.

Obs. — A défaut de cette substance, dont nous avons vu cependant des quantités considérables chez tous les pharmaciens que nous avons visités, on peut employer le **Hong-liang-tchong,** cigale très commune dans le Chan-tong. Voici une courte diagnose de cette espèce, dont le nom m'est inconnu : *Tête noire, rouge en dessous, ainsi que la trompe et les palpes; corselet rouge en dessus, marqué sur les côtés de deux gros points noirs; taille du Cicada orni.*

Fong-fan, alvéoles de guêpes, *Vespa vulgaris* Lin. — Les médecins prétendent que les alvéoles de guêpes incinérées sont un remède efficace dans les affections chroniques du cuir chevelu, telles que le favus, le psoriasis, l'eczéma, etc., surtout chez les enfants. L'observation à ce sujet, dit M. le docteur Larivière, tendrait à infirmer ces heureux résultats, car on rencontre à chaque pas, et principalement dans la population des faubourgs, un nombre considérable d'enfants atteints de ces affections cutanées à un degré très prononcé.

La matière médicale possède dans les galles de chêne l'un de ses meilleurs astringents. Quatre espèces de galles sont usitées en Chine.

Lo-lo-tong, galles dures, pesantes, d'un gris-noirâtre à la surface et très hérissées, de la grosseur de nos galles d'Alep. Il est à présumer que ces galles, qui proviennent du Chantong, ont été recueillies sur le *Quercus castaneæfolia*, arbre abondant dans cette province. (Propriétés astringentes.)

Tchüen-hô, galles légères, rondes, à surface lisse et de couleur jaune-pâle; elles sont de la grosseur de nos galles du chêne-rouvre.

Mô-tché-tzé, galles couronnées, dures et pesantes, identiques aux galles d'Alep. Celles-ci, comme on le sait, sont produites par le *Diplolepis gallæ-tinctoriæ* Oliv. *Cinips gallæ-tinctoriæ* Lin. J'ai lieu de croire que ces galles sont introduites à la Chine par le commerce des Indes. On les emploie principalement dans l'industrie tinctoriale.

Ou-pi-tzé et **Yen-fou-tzé**, galles, et mieux *coques* de Chine, produites par l'*Aphis chinensis* Bell. — Ces coques, à formes irrégulières et creuses à l'intérieur croissent sur les feuilles du *Distylium racemosum* Siebold et Zuccarini, arbre de la famille des hamamélidées. Les meilleures coques proviennent du Chan-si, du Kouan-tong et du Japon. On les a attribuées souvent à l'*Ulmus sinensis* Pers.; *Microptelea parvifolia* Siebold, arbre nommé *Ou-pi* en Chinois, et quelquefois à un arbuste, le *Rhus alata*, var. *Osbeckii* Dec.

Les coques de Chine, dont il se fait un grand commerce pour la teinture des étoffes, sont employées par les médecins dans le traitement des hémorrhagies utérines et intestinales, de la gonorrhée, des gastro-entérites, etc.

Trois autres produits de la classe des insectes sont employés par les praticiens. La crédulité seule leur font attribuer des propriétés médicales qu'ils sont loin d'avoir. Il suffira de les citer.

Kian-tsan, ver à soie torréfié, *Sericaria mori* Boisduv.; *Bombix mori* Lin.

Min-tchong, grosses mouches du genre *Tabanus*...

Oû-kong-tchong, larves torréfiées de deux espèces de mouches, *Sarcophaga carnaria* Meig. et *Lucilia cæsar* Rob.-Desv.— Ces larves sont recueillies sur les cadavres d'animaux et les matières organiques en putréfaction.

Crustacés.

Pan-kia.— Sous cette dénomination, les pharmaciens désignent toutes les espèces de crabes qui vivent sur le littoral. On n'emploie que les carapaces sèches ou torréfiées.

Ché-kia, crabe fossile des terrains tertiaires de l'île d'Hai-nan, *Macrophtalmus* Spec..... — Ce fossile, rare et recherché, se vend au prix de 5 fr. 40 c. la pièce, et encore n'est-il pas possible d'avoir des crabes bien complets, ceux-ci étant les meilleurs pour l'usage médical. Réduit en poudre avec les sables endurcis qui remplissent l'intérieur de la carapace, le *Ché-kia* est administré aux malades soit avec du vin, soit avec de l'huile. Ce remède est un reconstituant et un dépuratif du sang; appliqué à l'extérieur sous la forme de liniment, il guérit les ulcères, ainsi que les blessures les plus dangereuses, même celles qui proviennent de la morsure des serpents venimeux. On le prescrit enfin dans les cas désespérés de fièvres pernicieuses et de dyssenteries opiniâtres.

Parmi les crabes que les pêcheurs apportent sur les marchés pour l'alimentation du peuple, il se trouve parfois quelques espèces suspectes, et dont l'ingestion détermine une sorte d'empoisonnement. Les médecins recommandent, dans ce dernier cas, de prendre de la racine pulvérisée de Nelumbo *(Lien-néou)* dans une tasse d'infusé de thé.

OBS. — Les scorpions (**Siaï-tzé**), les cloportes et les scolopendres, entrent dans quelques remèdes composés. Ces animaux sont invariablement torréfiés pour l'usage de la pharmacie.

Annélides.

Ti-long, lombric commun, *Enterion terrestris* Savi ; *Lombricus terrestris* Lin. (Torréfié en entier et pulvérisé.)

Choui-tché, sangsues torréfiées et pulvérisées.

OBS. — Les sangsues ne sont point destinées en Chine à opérer la succion du sang sur les parties du corps où elles sont appliquées. Ce fait serait considéré comme une opération sanglante, et, en général, les médecins chinois évitent autant qu'ils le peuvent toutes les pratiques qui amèneraient l'effusion du sang.

Rayonnés.

Tsâ-po-tai, test de plusieurs échinodermes appartenant au genre *Echinus*, *Cidaris*, etc.

Pang-tchia, astéries ou étoiles de mer.

Tai-pang, holothuries comestibles, *Trepang edulis* Jœger; *Phallusia edulis* Less. — Les holothuries, séchées à l'air libre, sont un objet de consommation des plus recherchés. On trouve les holothuries attachées aux rochers du littoral des provinces du Chan-tong, du Fo-kien, du Pe-tchi-ly, etc.; les meilleures proviennent de la Malaisie. On les vante comme aphrodisiaques.

Haï-seng, c'est-à-dire *vie de la mer*, et par extension *nourriture de la mer*, est le nom donné aux méduses gigantesques que la mer rejette sur le rivage après les grandes tempêtes. On les rencontre en abondance sur le littoral du Fo-kien et du Chan-tong. Pendant mon séjour à Tché-fow, j'ai rencontré sur les sables de la baie de Yan-taï une de ces méduses ayant près d'un mètre de diamètre. Elle offrait l'aspect d'une masse gélatineuse d'un blanc opale, et dont les Chinois n'ont pas tardé à venir se disputer la prise de possession. Cette espèce de méduse passe pour être fortifiante; on la conserve dans le sel pour l'usage alimentaire.

OBS. — Sous le nom de **Ché-tchong-lô**, on désigne les madrépores et les coraux, dont les espèces nombreuses abondent dans les régions chaudes de l'Océan indien. Ces madrépores sont importés en Chine comme médicament. Leur mode de croissance et de reproduction, que les Chinois ne peuvent expliquer, font attribuer aux madrépores des propriétés médicales qui n'existent certainement pas, si ce n'est toutefois dans l'imagination de ceux qui les emploient.

Après ce rapide exposé des principaux moyens que l'art de guérir emprunte aux trois règnes dans les contrées du Céleste-Empire que j'ai pu visiter, il conviendrait de faire la part des espèces médicamenteuses qui pourraient être introduites avec succès dans notre matière médicale, et celle des substances qui méritent l'oubli le plus complet. Un pareil travail dépasserait, ce me semble, le but que je me suis proposé. Pour indiquer, en effet, quels sont les médicaments inconnus en France, et dont l'importation pourrait offrir quelques avantages, il faudrait avoir des preuves certaines de leur valeur thérapeutique, et ces preuves ne peuvent être acquises que par des faits nombreux d'observation. C'est à la médecine expérimentale qu'il appartient plutôt de signaler les substances étrangères dont l'emploi serait chez nous de quelque utilité.

Sans sortir toutefois de mon rôle de pharmacien, je crois devoir recommander à l'attention des médecins qui résident dans les villes de la Chine ouvertes au commerce européen, les matières végétales dont l'emploi mérite d'être observé avec le plus de soin. Ce sont les racines des *Thalictrum sinense, Melia azedarach, Fagara piperita, Rhamnus lineatus, Robinia amara, Dichroa febrifuga, Athamanta chinensis, Rubia cordata, Psychotria asiatica* et *P. serpens, Smilax lanceæfolia* et autres espèces; les écorces de l'*Ulmus chinensis;* les feuilles des *Melastoma*, de l'*Houttuynia cordata;* les frondes des *Pteris semi-pinnata* et *Nipholobus lingua;* les algues marines, et particulièrement le *Conferva corallinoïdes;* les fleurs des

Artemisia sinensis et *A. annua, Stachys artemisia, Sophora japonica;* les fruits des *Gardenia;* les graines des *Sinapis brassicata, Convolvulus reptans, Vitex cannabifolia,* etc.; les *coques* de la Chine, les *galles hérissées* du Chan-tong, et enfin, parmi les produits extraits des végétaux, les huiles fixes des *Camelia sasanqua, Thea oleosa, Urtica nivea, Stillingia sebifera,* et les résines des *Pinus sinensis* et *P. longifolia, Juniperus barbadensis,* etc., etc.

L'*Essai sur la pharmacie et la matière médicale des Chinois* n'est pas destiné, grâces à Dieu, à opérer aucun changement dans notre thérapeutique, et nous sommes certainement heureux d'avoir bien des ressources qui sont inconnues à quatre mille lieues de nous. Notre matière médicale, quoique déjà fort riche, est susceptible toutefois de s'accroître et de se perfectionner. Pourquoi n'étendrait-elle pas alors son domaine, en s'appropriant certains agents médicamenteux qui sont réputés souverains dans certaines maladies, et employés comme tels depuis bien des siècles par les peuples de l'extrême-Orient? Nous aurions peut-être à y gagner quelque moyen curatif de plus, et qu'il serait facile de vulgariser, aujourd'hui surtout que nos relations deviennent très fréquentes avec la Chine, la Cochinchine et le Japon.

J'ai hâte, en terminant, de faire observer que s'il m'est arrivé de commettre des erreurs, soit dans l'écriture des mots chinois, soit dans la détermination spécifique des drogues de toute nature dont je viens de présenter le tableau, je ne le dois qu'aux moyens bien incomplets dont j'ai pu disposer pour arriver à la vérité.

Bordeaux. — Imprimerie G. Gounouilhou, rue Guiraude, 11.

www.ingramcontent.com/pod-product-compliance
Ingram Content Group UK Ltd.
Pitfield, Milton Keynes, MK11 3LW, UK
UKHW021926230726
13925UKWH00007B/967

9 782013 636421